Straffer
Bauch
und
fester Po

Kneipp-Verlag Leoben
Wien · Stuttgart

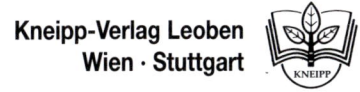

ISBN 3-901794-32-8

© Verlag des Österreichischen Kneippbundes Ges.m.b.H., Kunigundenweg 10, A-8700 Leoben.
Autorin: Prof. Hannelore Pilss-Samek, 2344 Maria Enzersdorf bei Wien, Ottensteinerstraße 124.
Layout, Fotosatz, technische Bearbeitung: Verlag des Österreichischen Kneippbundes Ges.m.b.H.
Druck: Berger, Horn.

1. Auflage   Leoben, September 1998

Inhalt

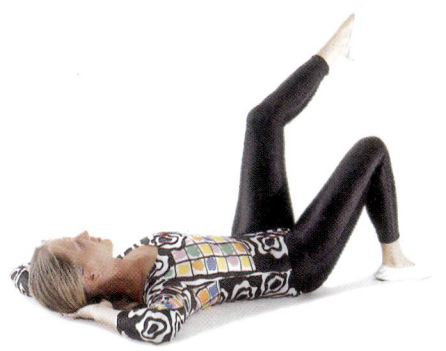

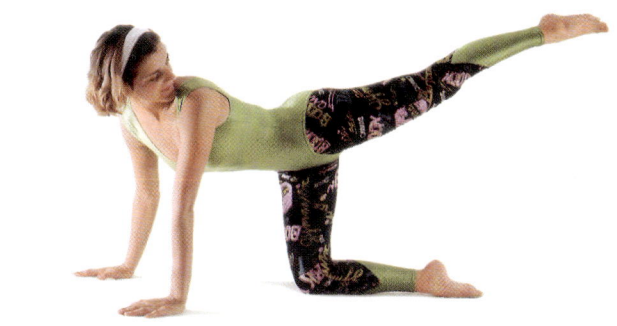

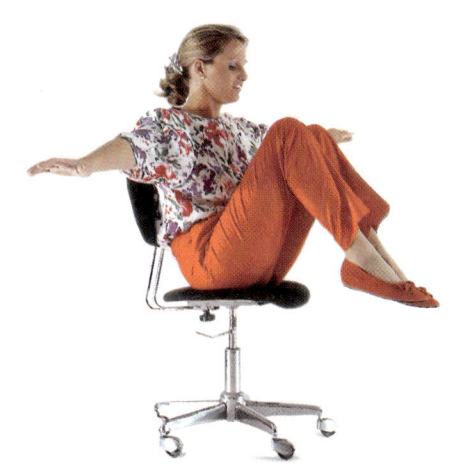

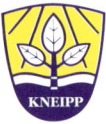
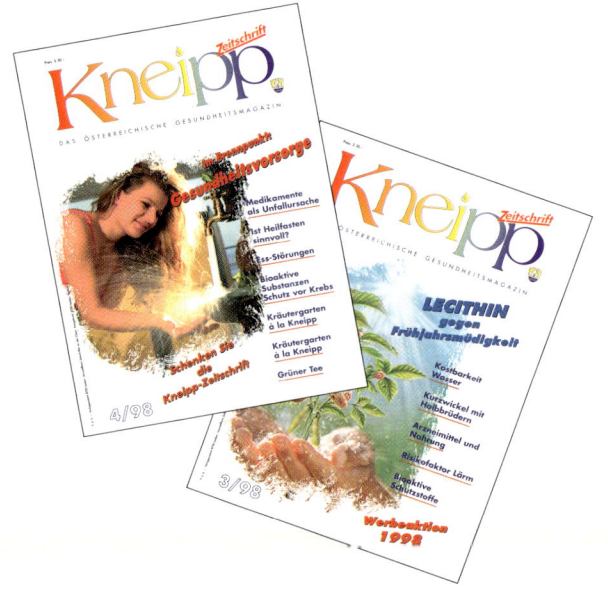

Einladung zum Mitmachen

Springen wir mitten hinein in die Erfahrung: Es liegt zum Großteil in unserer Hand, ob wir mit unserem Körper im Guten auskommen können oder im Schlechten auskommen müssen. Daraus folgt, dass die Verwirklichung des Wunsches schlank und straff zu werden und zu bleiben in der Bereitschaft liegt, konsequent an sich zu arbeiten, bewusst und aktiv dieses Ziel anzustreben.

In jedem von uns steckt der Wunsch – ich möchte es beinahe Instinkt nennen – gesund und vital zu bleiben trotz aller Tiefs, die nun einmal von außen auf unseren Alltag einstürmen. Und wiederum liegt es in unserer Hand, diese Störungen mit Optimismus und Eigeninitiative zu bewältigen, das Beste aus unserem Schicksal zu machen.

Eines steht fest: Wer seinen Körper sozusagen »im Griff« hat, besitzt auch mehr Körperbewusstsein, Selbstwertgefühl und Kraft zu neuerlichem Einsatz. Ein ganz wesentlicher Beitrag dazu ist, sich schlank, straff und elastisch zu fühlen und so sein Selbstbewusstsein zu untermauern.

Einige Wege führen zu diesem Ziel! Wählen Sie daher den einfachsten und sichersten. Starten Sie gleich heute mit gezielt wirksamer Gymnastik. Bereits 7 Minuten Üben – egal zu welcher Tageszeit! – bringt Sie einen großen Schritt weiter im Wunsch, nicht nur Ihre Figur optimal zu korrigieren, sondern dadurch auch an Gesundheit, Wohlbefinden und Lebensfreude zu gewinnen.

Nun kommt es nicht darauf an, irgendetwas zu »trainieren« nach dem Motto: »Wenn's schweißtreibend ist, muss es auch für meine Figur nützlich sein.« Im Gegenteil! Nach Erfahrungen der Sportmediziner steigt der Übungswert, wenn man fünf wesentliche Punkte beachtet:

- Wie atme ich richtig, wie verbinde ich den Ablauf der Bewegung mit dem Atemrhythmus?

- Worauf kommt es gerade bei dieser Übung an, wo liegt der Schwerpunkt a) in der Spannungsphase oder b) in der Entspannung?

- Welches Übungstempo führt zum optimalen Erfolg?

- Ist die Kopfhaltung in Verbindung mit dem Bewegungsablauf von Bedeutung oder egal?

- Wie oft soll man gerade diese Übung wiederholen, um den gewünschten Erfolg zu erreichen?

Zu allen fünf Punkten finden Sie Wichtiges in den Übungstexten!

Ich möchte Sie nicht durch viel Theorie vom Üben abhalten, doch ist es einfach von Bedeutung, dass Sie über Grundlegendes Bescheid wissen. Umso leichter fällt's dann, umso öfter und auch lieber wird geübt und der Erfolg gesteigert. Beim Durchblättern dieses »Bilderbuches« werden Ihnen einige Übungen bekannt, ja vertraut vorkommen.

Doch hatten Sie bisher auch die oben erwähnten fünf Punkte gewusst und bedacht? Denn nur mit Rücksicht aufs Wesentliche bei jedem Bewegungsablauf kann Ihr Wunsch straff und elastisch zu werden in Erfüllung gehen.

Sinn dieser Gymnastik ist es:

- Muskeln und Gelenke zu mobilisieren, »anzusprechen«, zu fordern, die Atmung zu intensivieren,

- Verspannungen im Muskelbereich zu beseitigen,

- Dehnung (Stretching) und Muskelfestigung (Isometrik) zu üben,

- Problemen mit der Wirbelsäule oder mit den Hüftgelenken zu begegnen,

- die Koordination von Bewegungsabläufen zu erzielen,

- an Bewegungssicherheit und Körperbeherrschung zu gewinnen.

Trotz des mit Absicht einfachen, leicht nachvollziehbaren Übungsprogrammes wird man schon von heute auf morgen Erfolg und Freude spüren. Bevor Sie Ihr

Spezialprogramm in Angriff nehmen, soll der Körper durch einige Schwungübungen aufgelockert und vorbereitet werden, z. B. aus dem Kapitel »… zum Kennenlernen« Übung 2.

Worauf muss man achten?

Alle hier empfohlenen Übungen sind – wie schon betont – einfach und leicht verständlich. Die einzige »Gefahr« liegt also darin, dass man sich's zu leicht macht, die Übungen nur oberflächlich ausführt und dadurch den Wert vermindert.

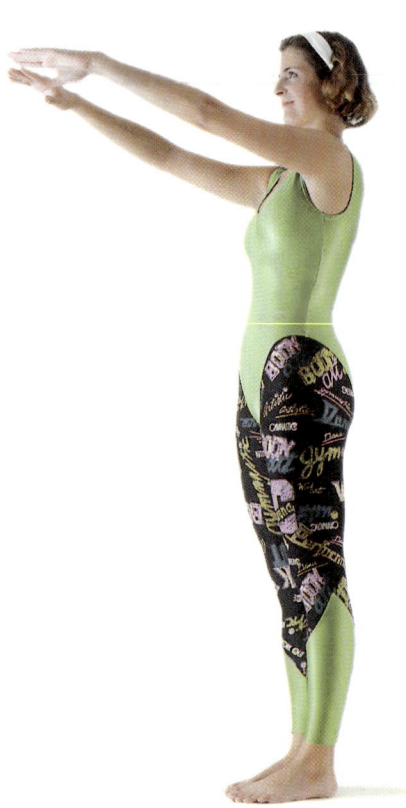

10 wichtige Ratschläge:

● Die Hinweise in den Übungstexten genau befolgen, z. B. die Phasen der Atmung.

● Jede Übung nicht nur zwei- oder dreimal schnell probieren, sondern laut Übungstext öfter wiederholen.

● Den Bewegungsablauf bewusst ausführen und erleben, denn durch die Konzentration auf den »angesprochenen« Bereich wird umso exakter »trainiert«.

● Jeden Übungsablauf mit der richtigen Atmung verbinden, um der Muskelarbeit, zum Beispiel der Bauchmuskeln, nicht entgegenzuwirken. Dadurch gewinnt man mehr an Energie und Ausdauer.

● Nicht übertreiben! Es hat wenig Sinn, sich zum Üben zu zwingen, wenn's an Einsatzfreudigkeit fehlt oder man sich gerade nicht wohl fühlt.

● Für ausreichend Platz und frische Luft sorgen, um sowohl an Bewegungsfreiheit als auch an Sauerstoffzufuhr zu profitieren.

● Keine einengenden Kleidungsstücke anziehen, die nicht nur die Atmung, sondern auch die Bewegungsfreude hemmen.

● Auch bei leichtem Muskelkater am folgenden Tag wieder üben, umso rascher wird man ihn wieder los.

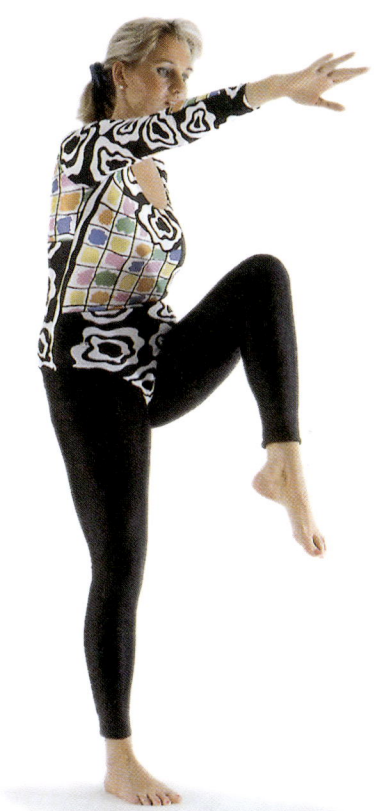

● Nicht mit vollem Magen beginnen, denn die Bewegungsbegeisterung ist wesentlich eingeschränkt, man fühlt sich nicht wohl, übt automatisch mit zu geringem Einsatz.

● Und vor allem: Das Ziel vor Augen haben, das Sie sich dank dieser Gymnastik vorgenommen hatten: straff und schlank zu werden und zu bleiben.

So wünschen Autorin und Kneipp-Verlag viel Erfolg und Freude beim Trainieren!

Atmen Sie richtig?

In Verbindung mit jedem Bewegungsablauf? Kann das bisschen Luftholen tatsächlich so bedeutend für den Trainingserfolg werden? Mit Sicherheit! Denn es steht fest, dass die Atmung als Grundlage, als Voraussetzung jeder Körperschulung zu werten ist. Je besser es gelingt, Bewegungsablauf und Atmungsrhythmus in Einklang zu bringen, umso mehr gewinnt man an Ausdauer und an Bewegungsintensität, umso leichter können Muskeln, besonders die Bauchmuskeln, arbeiten, umso mehr Sauerstoffreserven und damit Energiequellen werden geschaffen.

Gewiss, man könnte auch ohne Beachtung der Atmung üben, würde aber schnell ermüden, eher aufgeben, kurz: wenig Erfolg und Freude am Sichbewegen haben. Um die Richtigkeit unter Beweis zu stellen, lade ich Sie zu einem Atmungs-Test ein!

Wählen Sie dazu eine gewiss bekannte, einfache Übung: aus der Rückenlage zum Sitzen hochkommen. Wie fällt es leichter?

Wenn Sie während des Aufrichtens einatmen?

Wenn Sie die »Luft anhalten«, also die Atmung stoppen?

Wenn Sie während des Aufrichtens ausatmen?

Ich bin überzeugt, Punkt c) hat gewonnen, denn zum Aufrichten des Oberkörpers braucht es die Spannung, Aktivierung der Bauchmuskeln. Würde man in diesem Moment durch Einatmen dieser Muskelspannung entgegenwirken, käme man wohl mit Mühe hoch, würde aber nur ein paarmal wiederholen, der angestrebte Übungseffekt bliebe aus.

Würde man sogar die Atmung blockieren, stoppen, wie unter Version b) angesprochen, käme es zu einer ungewollt erhöhten Herz-Kreislauf-Belastung und Blutdrucksteigerung – also zu einem negativen Resultat.

So mancher Bewegungsablauf wird überhaupt erst dann möglich, wenn man ihn mit sinnvoller Atmung koordiniert, denn grundsätzlich erfolgt Ausatmen in der Spannungsphase, Einatmen in der Entspannung!

Unser Test hat dies bestätigt. Damit Ihre Übungsfreude nicht gebremst wird, hier ein paar Atmungs-Regeln:

Das Tempo der Atmung richtet sich nach dem Bewegungsablauf, das heißt, je rascher Sie sich bewegen, umso schneller wird der Atmungsrhythmus erfolgen, siehe Spannungs- und Entspannungsphase.

Um die positive Wirkung intensiver Atmung zu nutzen, soll zu schnelles Üben vermieden werden, ausgenommen Sie atmen trotzdem in rascher Folge aus und ein, wie es bei Leistungsanforderungen im Sport unumgänglich und gewünscht ist. Und besonders dann wird die richtige Atmungstechnik ausschlaggebend für den 1. Platz sein.

Bei Gymnastik im Sinne von Muskelfestigung und Elastizität steht die Koordination an erster Stelle.

Allzu langsames Bewegen wiederum würde sogar zum Luftanhalten verleiten, es käme zu Muskelverspannung und Sauerstoffmangel.

Jeden Bewegungsablauf, jede Übung mit Ausatmen beginnen, zum Beispiel sich zuerst vorneigen, bevor man den Körper total aufrichtet.
So wird von Anfang an »Platz in der Lunge« für Sauerstoffzufuhr geschaffen. Der Bewegungsablauf erfolgt harmonisch, weder ruckartig noch verkrampft.

Und sollten Sie doch einmal außer Atem kommen, dann auf keinen Fall vermehrt einatmen, sondern intensiv ausatmen, um wieder zum richtigen Atmungsrhythmus zu finden.

Und wie steht es mit »Seitenstechen«?

Bei schnellen Bewegungen in Verbindung mit Fehlatmung, wie es mitunter beim Laufen vorkommen kann, heißt es: Stehen bleiben, Beine breitstellen, den Oberkörper tiefhängen lassen, bewusst ausatmen!
Ein- oder zweimal wiederholen – und schon ist es verflogen!

Nach dieser ausführlichen, aber grundlegend wichtigen Information über die sinnvolle Verbindung von Übungsablauf und Atmung kann man ohne Übertreibung sagen: Wer richtig atmet, hat's leichter, sowohl bei gymnastischen Übungen als auch beim Sport … und mit Sicherheit im Großen und Ganzen im Leben!

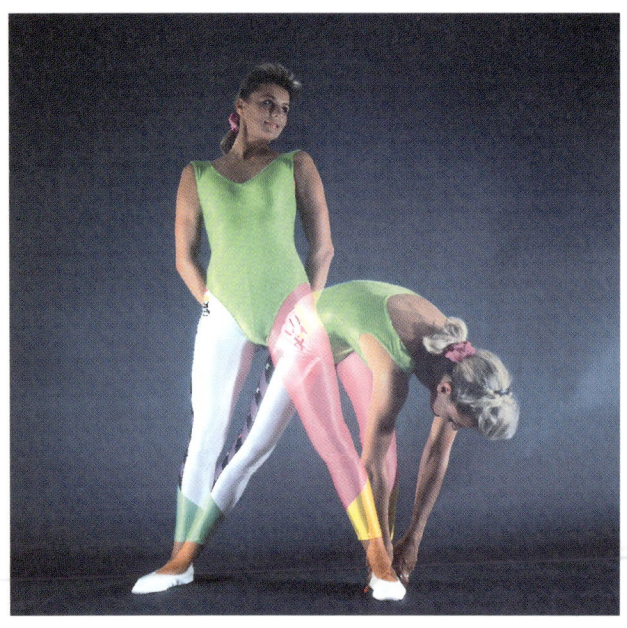

1

Beine breitstellen, Arme seitlich hängen lassen.

Übungsablauf:
Körpergewicht aufs linke Bein verlagern, zugleich den Oberkörper zum linken Bein senken, linkes Knie leicht beugen, ausatmen. Langsam wieder aufrichten, einatmen. Je Seite 10-mal wiederholen. Kopf beim Tiefneigen hängen lassen!

2

Füße zu, linken Arm hoch strecken, Rücken aufrichten.

Übungsablauf:
Oberkörper schwungvoll vorneigen, zugleich in den Knien nachgeben, Arm an den Beinen vorbei nach hinten schwingen, ausatmen, zum linken Arm blicken. Wieder zur Körperstreckung aufrichten, einatmen. Je Arm 5-mal wiederholen.

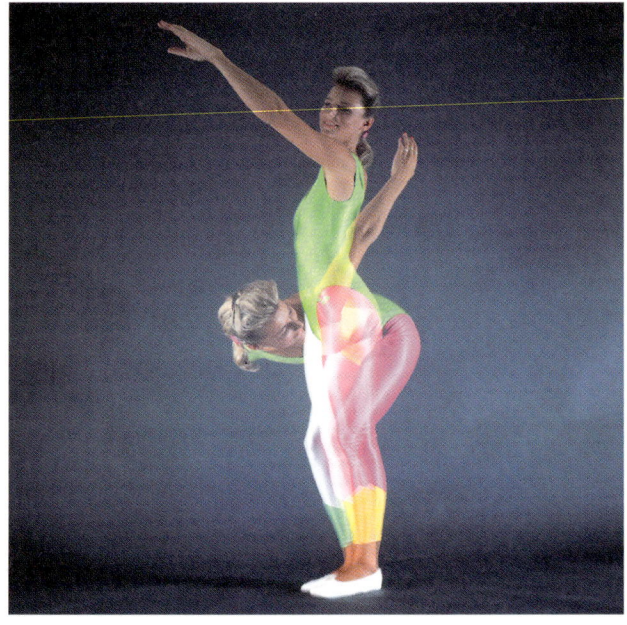

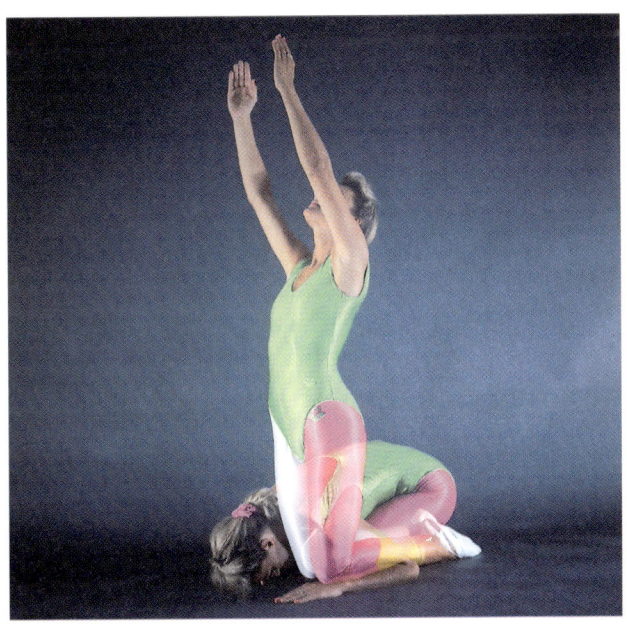

3

Knien – möglichst auf einer weichen Unterlage –, Arme hoch.

Übungsablauf:
Zusammensinken, sich auf die Fersen setzen, Arme entspannt neben den Beinen auf den Boden legen, Kopf tief senken, ausatmen, verharren.
Dann langsam wieder aufrichten, einatmen, Arme heben. 10-mal sehr langsam wiederholen, bewusst ausatmen!

4

Rückenlage, beide Füße nahe zum Becken stellen, Hände unter dem Kopf oder neben dem Körper liegen lassen.

Übungsablauf:
Ein Bein hochstrecken, dabei ausatmen und bewusst im Rückenbereich nach unten ausweichen. Dann Fuß wieder zum anderen stellen, entspannen, einatmen.
Je Bein 5-mal üben.

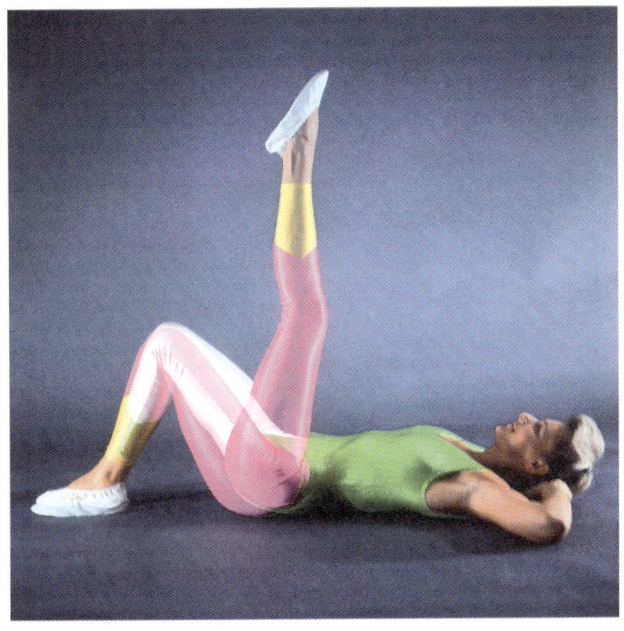

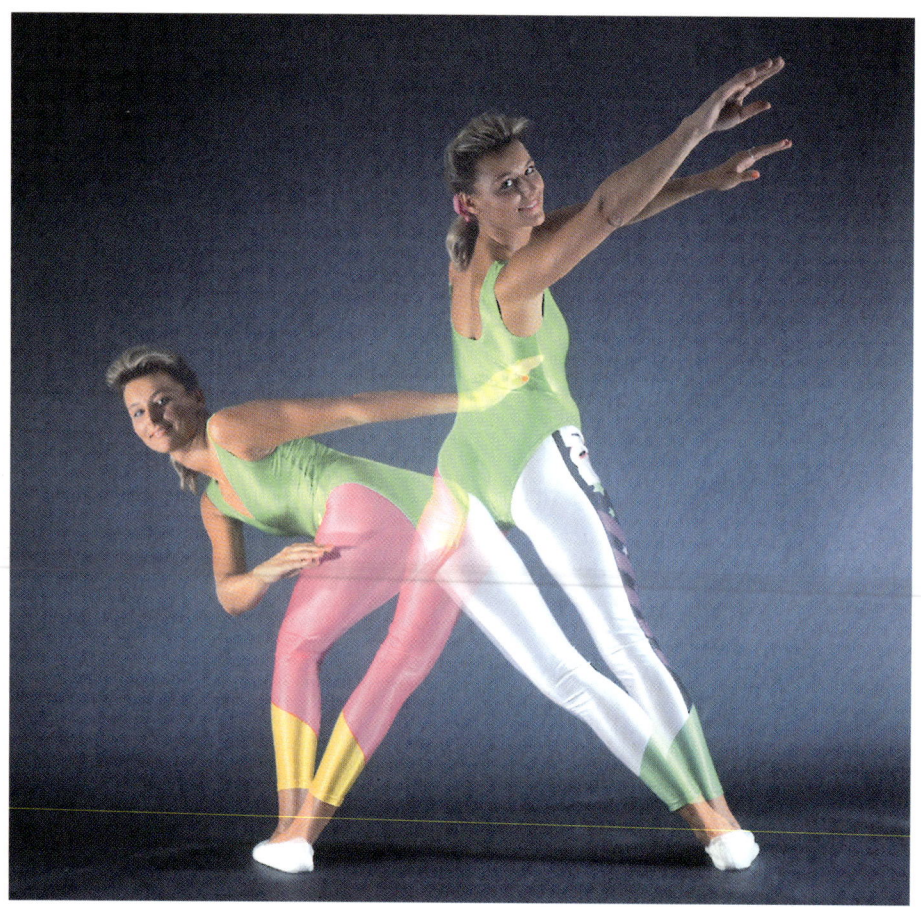

5

Beine breitstellen, beide Arme schräg rechts hochhalten.

Übungsablauf:
Die Arme schwungvoll hinters linke abgewinkelte Bein bringen,
links schauen, links belasten, ausatmen.
Wieder aufrichten, Arme rechts hochheben, einatmen.
6- bis 8-mal wiederholen, dann Richtungswechsel
und weiterüben.

Gymnastik zum Kennenlernen

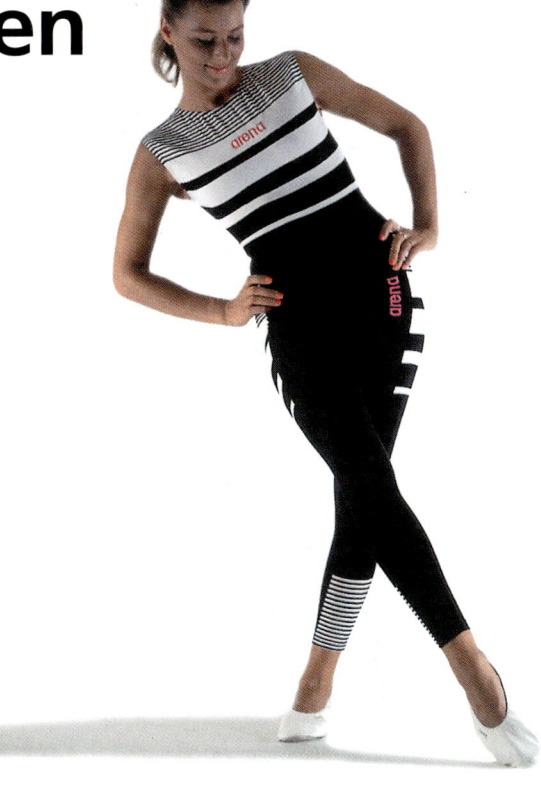

»Eigentlich macht mir Gymnastik wenig Spaß. Ich habe es ein paarmal in verschiedenen Kursen versucht, es ging mir alles zu schnell und war zu kompliziert. Ich kam stets außer Atem und hörte bald damit auf. Was war daran falsch, war es meine Schuld?« Diese Klagen tauchen immer wieder auf, man kann ihnen nur mit einem sinnvollen und einfachen Übungsprogramm begegnen.

Der Anfänger nimmt an, dass »je schneller, je besser« zum Ziel führt, dass alles ohne Wert im sportlichen Treiben sein müsse, wenn man nicht sogleich schweißgebadet und erschöpft zusammensinkt.

Dieser durchaus nicht von Fachkräften erdachte Stil hat längst ausgedient. Heute heißt es nach Empfehlung erfahrener Sportpädagogen: Sinnvoll und gezielt den Körper aktivieren, sozusagen Zug um Zug Muskeln, Bänder und Gelenke mobilisieren, um auch bisher Nicht-Sportler für Bewegungsbegeisterung zu gewinnen, um ihnen genau das zu vermitteln, was sie für sich speziell erwarten. So brauchen Überschlanke, allzu Dünne, die meist auch besonders steif sind, Auflockerung, leichtes Muskeltraining, um ihren Appetit anzuregen und den Kreislauf zu stabilisieren. Allzu

Rundliche und Übergewichtige sind mitunter der Überzeugung, dass für sie Gymnastik nicht in Frage käme. Doch kommt es nur auf die richtige Übungswahl an. Kurz: Sie finden hier Übungen, die auch die bisher abseits Stehenden zum Mitmachen begeistern werden. Und schon ist der Anfang zum regelmäßigen Weiterüben gemacht!

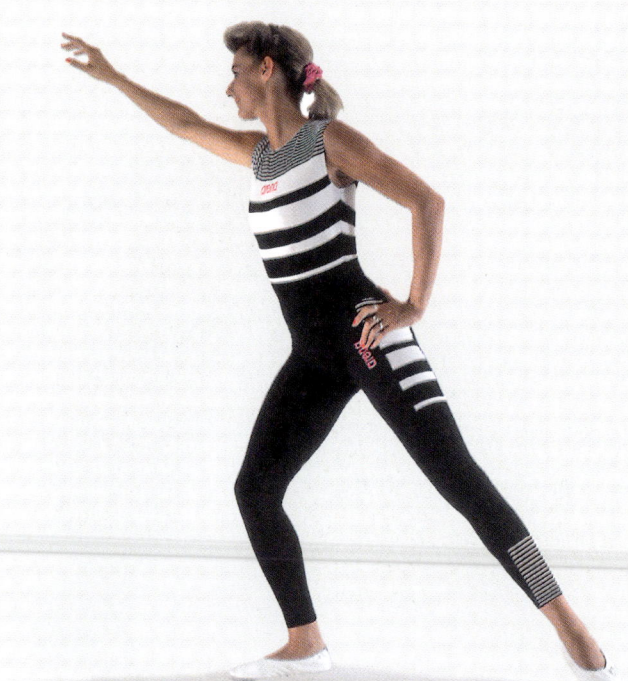

1

Zum In-Schwung-kommen:
Beine breitstellen, rechten Arm in
Schulterhöhe seitstrecken.

Übungsablauf:
Rechten Arm vorn an den Beinen
vorbei nach links schwingen,
Körpergewicht bewusst aufs linke
Bein verlagern, ausatmen.
Wieder zurück in die
Anfangsphase, einatmen.
10-mal wiederholen, dann Arm-
und Richtungswechsel!

2

Bauchmuskeln mobilisieren:
Sitzen, die Beine lang gestreckt,
Hände schräg hinten auf den
Boden stützen.

Übungsablauf:
Beide Knie in Richtung Oberköper
anwinkeln, etwas in den
stützenden Armen nachgeben,
ausatmen. Dann die Beine wieder
langstrecken, Rücken aufrichten,
einatmen. 10-mal langsam
wiederholen, im »Notfall« immer
nur ein Bein anwinkeln.

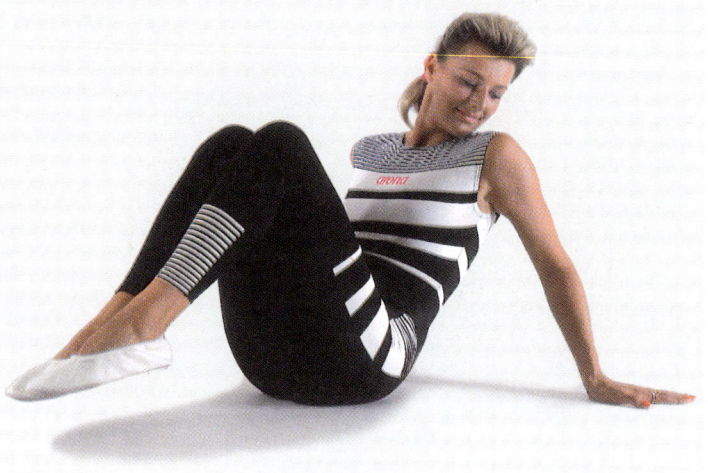

3

Sitzfläche massieren:
Sitzen, die Füße nahe zum
Becken stellen, Hände hinten
aufstützen.

Übungsablauf:
Die Knie und Oberschenkel
nach links, dann nach rechts
zum Boden senken, langsam
hin und her rollen und um die
Taille elastisch drehen. Knie
links = ausatmen, Knie rechts
= einatmen. 20-mal hin und
her rollen, die Wirkung
spüren.

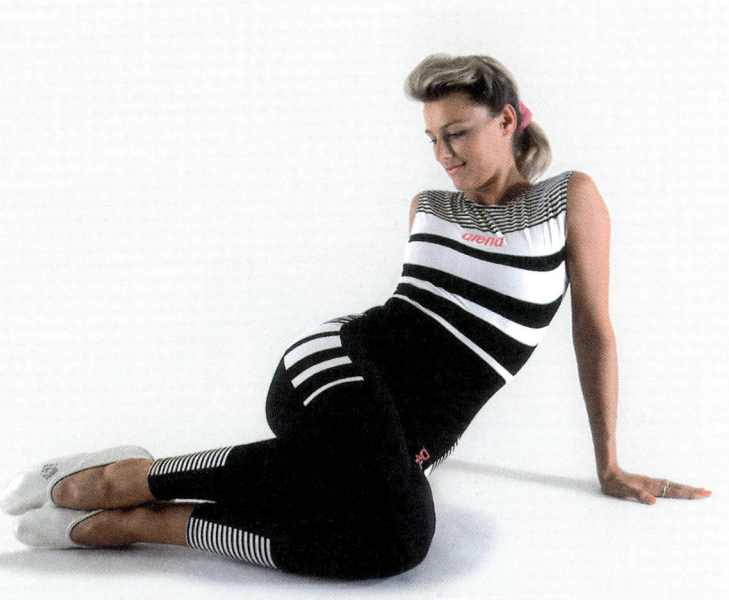

4

Entspannung fürs »Kreuz«:
Rückenlage, die Füße nahe
zum Becken stellen, Arme
seitlich ausbreiten.

Übungsablauf:
Ein Knie in Richtung
Oberkörper heben, beide
Hände fassen danach und
drücken das Bein zum
Körper, Kopf heben, im
Rücken nach unten
ausweichen, ausatmen. Fuß
wieder abstellen, einatmen.
Je Bein 6- bis 8-mal
wiederholen.

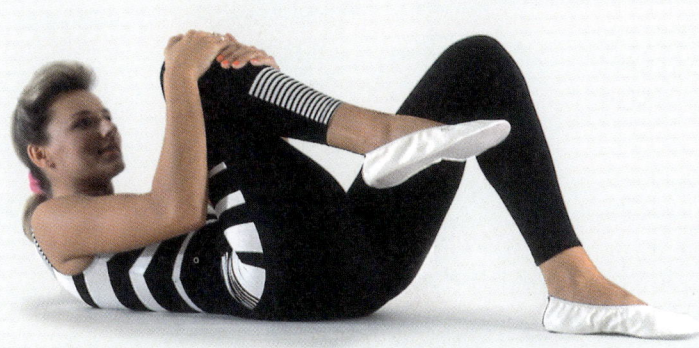

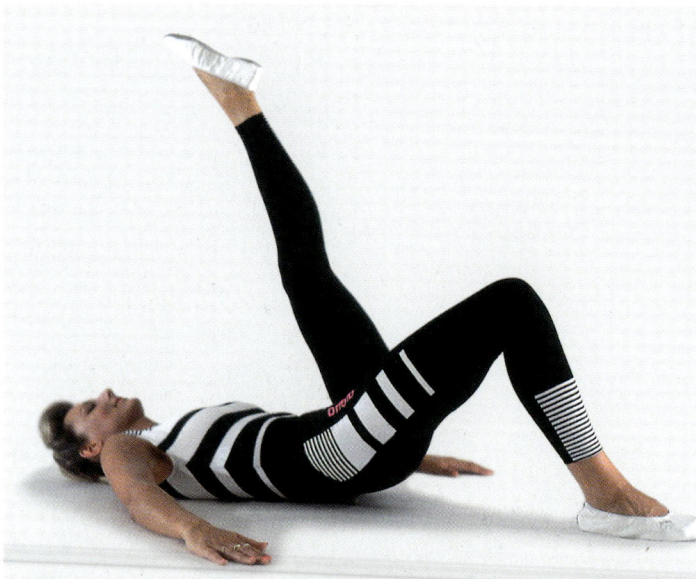

5

Bein-Beherrschung:
Rückenlage, rechten Fuß hochgestellt lassen, linkes Bein liegt
gestreckt.

Übungsablauf:
Linkes Bein mit Muskelspannung
heben, hochschwingen,
ausatmen. Langsam wieder zum
Boden legen, einatmen. Zugleich
mit dem Beinheben im »Kreuz«
nach unten ausweichen«. 10-mal
wiederholen, dann Beinwechsel,
weiterüben.

6

Standsicherheit:
Stehen, die Hände seitlich einstützen,
Oberkörper gerade halten.

Übungsablauf:
Rechtes Bein vor dem linken kreuzen, mit der
rechten Fußspitze auf den Boden tippen,
ausatmen. Fuß wieder zurückstellen, einatmen.
10-mal wiederholen, dann ebenso mit dem
linken Fuß vorn überkreuzen, weit ausholen.

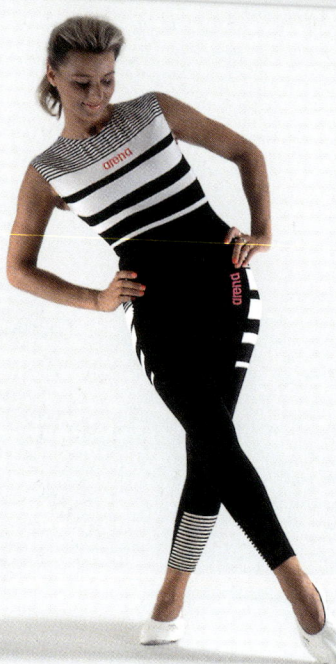

Bauchmuskeln straffen

Ein Blick in den Spiegel genügt und schon steht der Entschluss fest, konsequent und gezielt wirksame Gymnastik zur Festigung dieser Problemzone zu machen.

Allzu viel Sitzen, Bewegungsmangel, zu wenig körperliche Aktivität während der Freizeit und schließlich rundlich machende Ernährung führen nicht nur zu Übergewicht, sondern besonders zum Erschlaffen der Bauchmuskulatur.

Immer wieder taucht die Frage auf: Weshalb ermüden Menschen mit schlaffer Muskulatur schneller, weshalb klagen sie häufig über Kreuzschmerzen und Verdauungsprobleme? Eine der Ursachen ist mit Sicherheit das nur mangelhaft funktionierende Muskelkorsett! Würden die Muskeln rund um den Beckenbereich wie ein natürliches Stützmieder sitzen, könnte es kaum zu einer Fehlstellung des Beckens, zur Hohlkreuzhaltung und zur Darmträgheit kommen.

Konzentrieren Sie sich auf die Spannung und Entspannung der Bauchmuskeln, wobei die Spannungs-Phase anhaltend und bewusst durchgeführt

werden muss. Dabei ist wichtig, dass stets während der Muskelspannung ausgeatmet wird, um eine Kontraktion der Muskeln noch intensiver möglich zu machen.

Die Bauchmuskeln straffen, sowohl der schlanken Figur als auch der Gesundheit zuliebe!

Tipp für tagsüber!

Jederzeit und überall ist Gelegenheit, die Bauch- und zugleich Sitzmuskeln »in Spannung« zu bringen, einzuziehen, und dabei 2 – 3 Sekunden in Spannung zu verharren und auszuatmen.

Im Stehen oder Sitzen dieses Bauchschnellen so oft wie möglich einplanen.

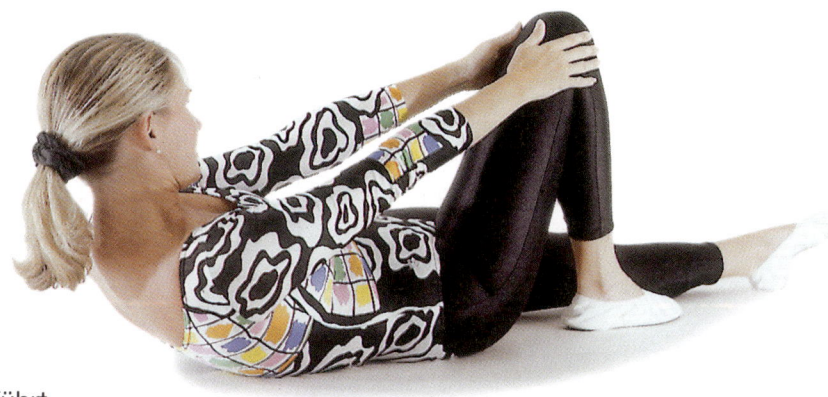

17

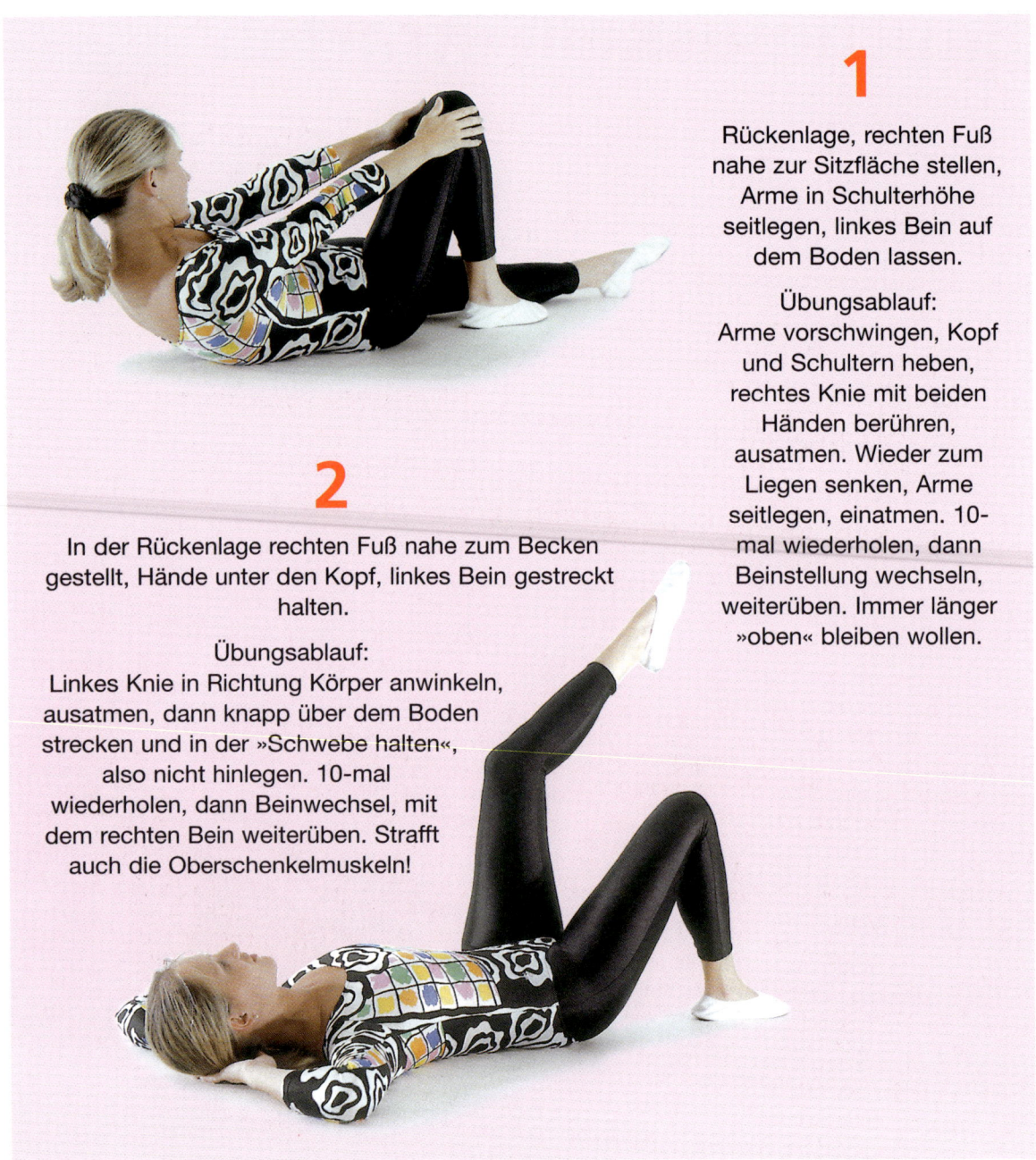

1

Rückenlage, rechten Fuß nahe zur Sitzfläche stellen, Arme in Schulterhöhe seitlegen, linkes Bein auf dem Boden lassen.

Übungsablauf: Arme vorschwingen, Kopf und Schultern heben, rechtes Knie mit beiden Händen berühren, ausatmen. Wieder zum Liegen senken, Arme seitlegen, einatmen. 10-mal wiederholen, dann Beinstellung wechseln, weiterüben. Immer länger »oben« bleiben wollen.

2

In der Rückenlage rechten Fuß nahe zum Becken gestellt, Hände unter den Kopf, linkes Bein gestreckt halten.

Übungsablauf: Linkes Knie in Richtung Körper anwinkeln, ausatmen, dann knapp über dem Boden strecken und in der »Schwebe halten«, also nicht hinlegen. 10-mal wiederholen, dann Beinwechsel, mit dem rechten Bein weiterüben. Strafft auch die Oberschenkelmuskeln!

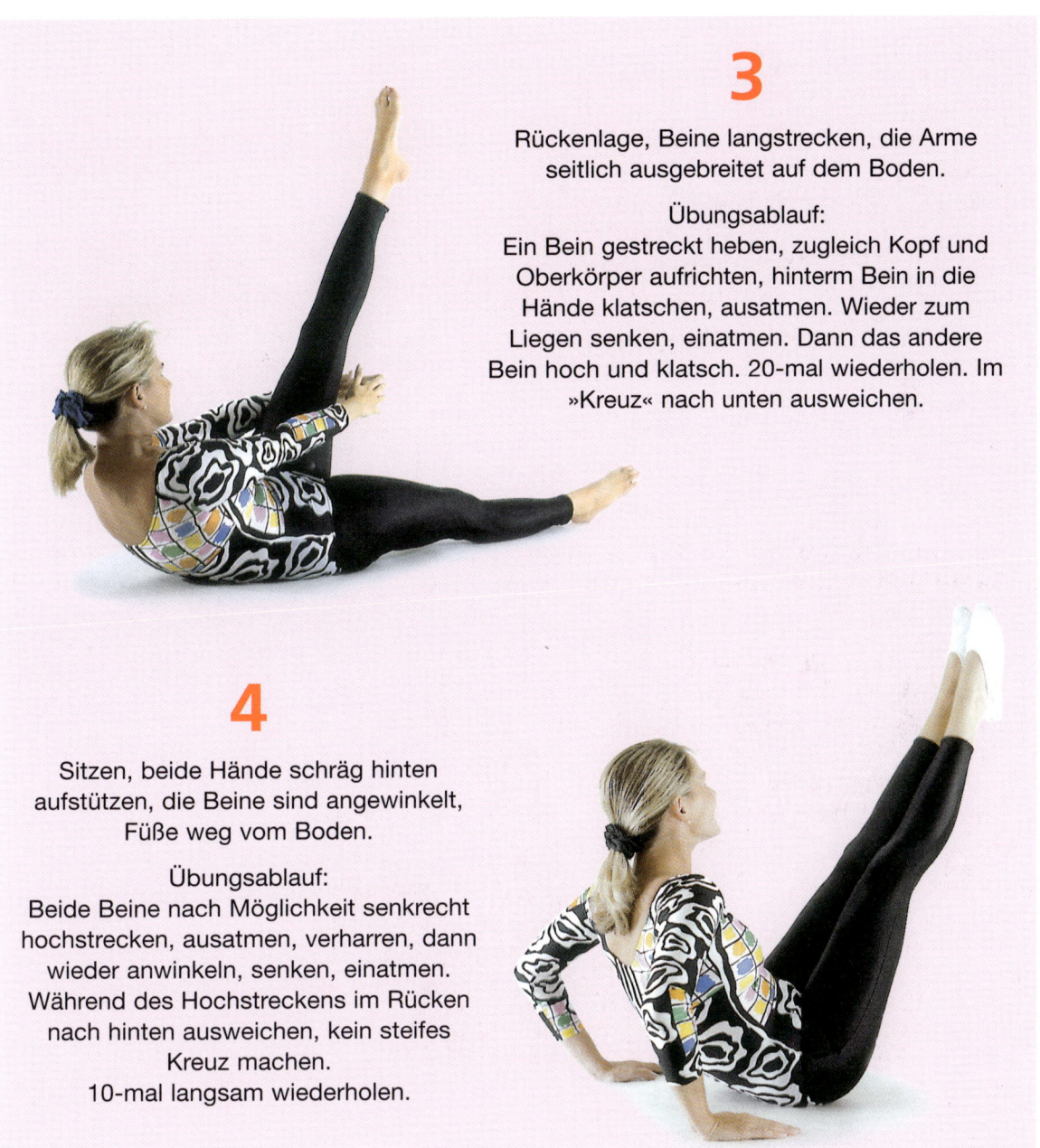

3

Rückenlage, Beine langstrecken, die Arme
seitlich ausgebreitet auf dem Boden.

Übungsablauf:
Ein Bein gestreckt heben, zugleich Kopf und
Oberkörper aufrichten, hinterm Bein in die
Hände klatschen, ausatmen. Wieder zum
Liegen senken, einatmen. Dann das andere
Bein hoch und klatsch. 20-mal wiederholen. Im
»Kreuz« nach unten ausweichen.

4

Sitzen, beide Hände schräg hinten
aufstützen, die Beine sind angewinkelt,
Füße weg vom Boden.

Übungsablauf:
Beide Beine nach Möglichkeit senkrecht
hochstrecken, ausatmen, verharren, dann
wieder anwinkeln, senken, einatmen.
Während des Hochstreckens im Rücken
nach hinten ausweichen, kein steifes
Kreuz machen.
10-mal langsam wiederholen.

5

Lang gestreckt liegen, Arme über den Kopf in Verlängerung des Körpers, Beine knapp beisammenhalten.

Übungsablauf:
Sich langsam Zug um Zug aufrichten – mit Schwung wär's leichter! – zugleich die Beine etwas anwinkeln, Fußsohlen auf dem Boden, 3 Sekunden verharren, ausatmen. Langsam wieder zur Körperstreckung senken, entspannen, einatmen. 6- bis 8-mal üben.

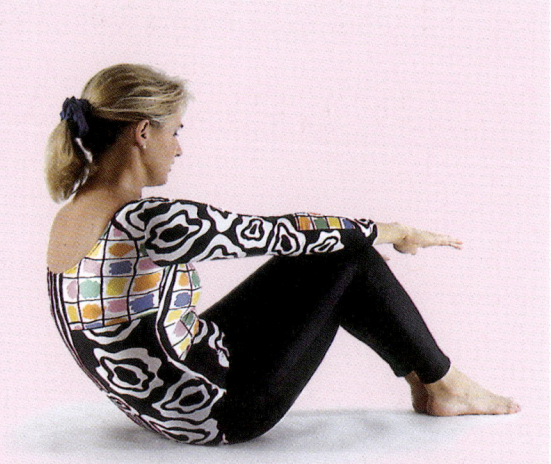

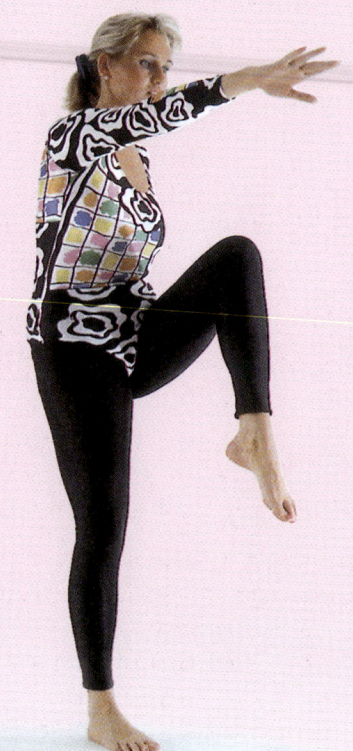

6

Mit leicht gegrätschten Beinen stehen, die Arme seithalten.

Diese Übung nützt auch Ihren Beinen und Ihrer Taille.

Übungsablauf:
Linkes Knie zum rechten Ellbogen heben, die Arme bleiben in Schulterhöhe fixiert, ausatmen.
Fuß wieder abstellen, einatmen.
10-mal wiederholen, dann geht das rechte Knie nach links hoch.
Oder Sie wechseln fortlaufend links – rechts – links usw.

Die Gesundheit beginnt im Darm

Unsere Lebensweise ist Feind jeder geregelten Verdauung. Bewegungsmangel und einseitige Ernährung – zu wenig Vitamine, Mineralstoffe und Ballaststoffe – lassen die Funktionstüchtigkeit des Darmes erlahmen. Die Folgen sind Verstopfung und Blähung! Zug um Zug erfolgt eine Art Selbstvergiftung, denn nicht ausgeschiedene Giftstoffe gelangen übers Blut zu anfälligen Krankheitsherden. Tatsächlich kann man Hauterkrankungen und Gelenkschmerzen, aber auch Erschöpfungszustände bis hin zu Depressionen auf diese Vergiftung zurückführen.

Es ist höchste Zeit, sich bewusst auf eine vernünftige Lebensgewohnheit umzustellen und vor allem gezielt Gymnastik zu machen, um

1. den akuten Bewegungsmangel zu beheben,

2. durch die Aktivierung der Bauchmuskeln die Darmträgheit zu beseitigen und

3. dank der Beherrschung der Bauchmuskeln auch weitere Beschwerden, wie zum Beispiel eine falsche Beckenstellung und dadurch hervorgerufene Rückenschmerzen, zu verhindern.

Und noch ein Rat!

Gönnen Sie sich eine Entschlackungskur! Nicht allein um etwas Gewicht zu verlieren, sondern um Unerwünschtes loszuwerden. Reisten nicht schon unsere Großeltern nach Karlsbad und zu ähnlichen »Hochburgen«, sogar zur Traubenkur nach Meran?

Man wusste, dass die Gesundheit von der Darmfunktion abhängt. So ist es doppelt wertvoll und zielführend, wenn Entschlackung und Diät durch wirksame Gymnastik »bereichert« werden.

Im Kapitel »Bauchmuskeln straffen« ging es um die Aktivierung und Beherrschung der Muskulatur mit Hilfe einfacher Übungen.

Hier soll nun ergänzend auf die »Tiefenwirkung gegen Darmträgheit« gezielt werden, denn noch einmal: Ihr Wohlbefinden beginnt im Darm! Ärzte bestätigen: Bis zu 80 % Ihres Immunsystems beruhen auf guter Darmfunktion.

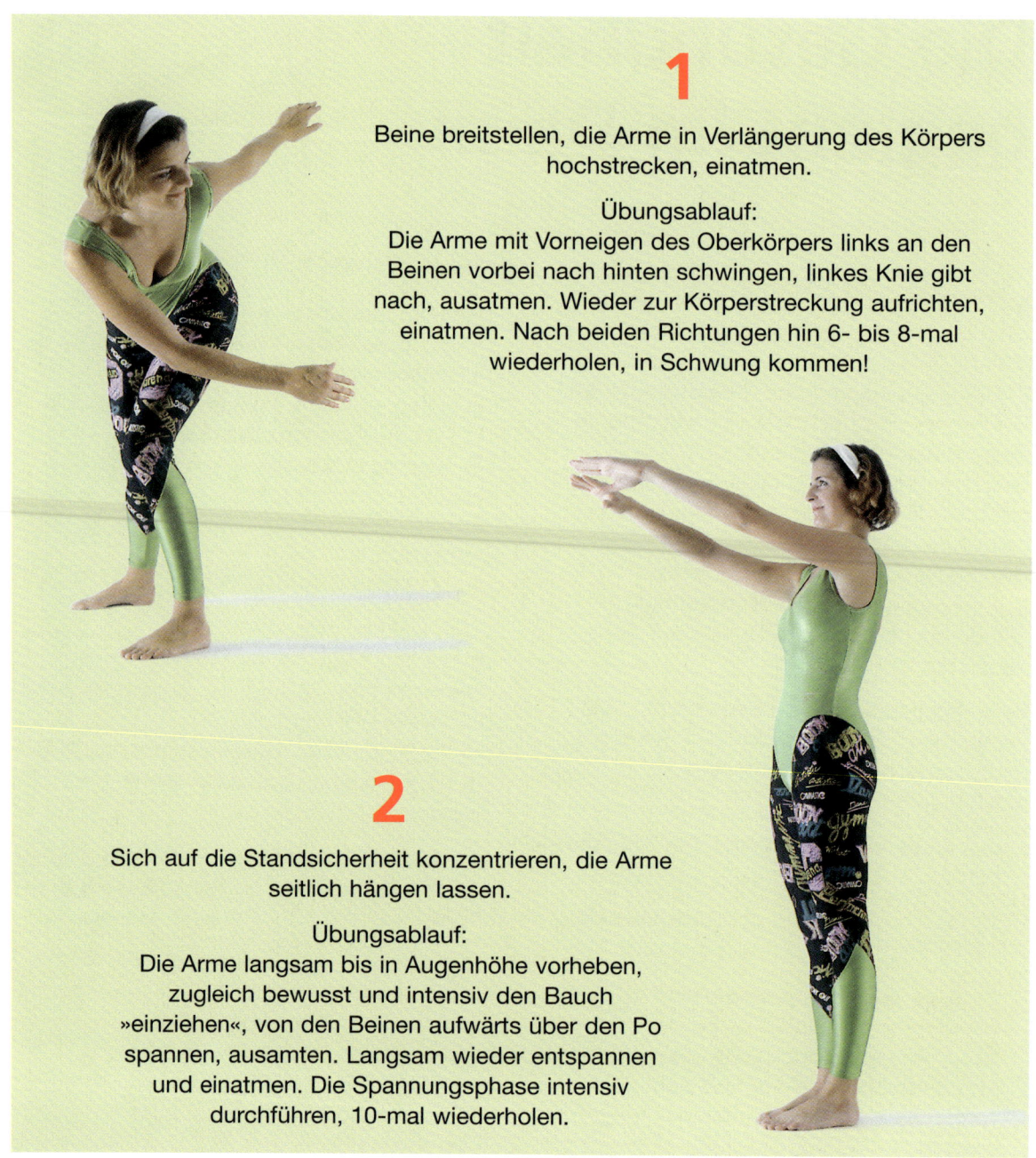

1

Beine breitstellen, die Arme in Verlängerung des Körpers hochstrecken, einatmen.

Übungsablauf:
Die Arme mit Vorneigen des Oberkörpers links an den Beinen vorbei nach hinten schwingen, linkes Knie gibt nach, ausatmen. Wieder zur Körperstreckung aufrichten, einatmen. Nach beiden Richtungen hin 6- bis 8-mal wiederholen, in Schwung kommen!

2

Sich auf die Standsicherheit konzentrieren, die Arme seitlich hängen lassen.

Übungsablauf:
Die Arme langsam bis in Augenhöhe vorheben, zugleich bewusst und intensiv den Bauch »einziehen«, von den Beinen aufwärts über den Po spannen, ausamten. Langsam wieder entspannen und einatmen. Die Spannungsphase intensiv durchführen, 10-mal wiederholen.

3

Mit lang gestreckten Beinen sitzen, Arme waagrecht vorhalten, noch sind die Muskeln entspannt.

Übungsablauf:
Beide Knie ruckartig in Richtung Oberkörper anwinkeln, dabei kräftig ausatmen, die Luft herausstoßen. Dann wieder zum Langsitz senken, einatmen. 10- bis 20-mal wiederholen. Wichtig ist, dass die Beine nicht langsam angehockt, sondern energisch gegen den Bauch gedrückt werden.

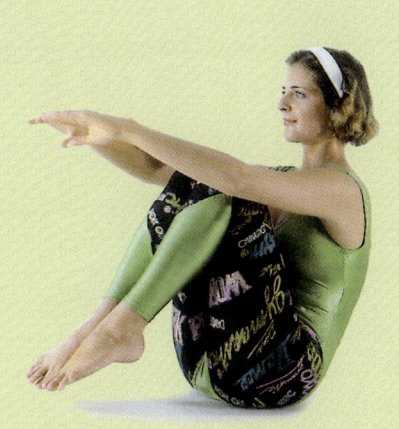

4

Anfangs auf dem Rücken liegen, die Arme liegen neben dem Körper, Beine angewinkelt heben.

Übungsablauf:
»Rad fahren«, also die Beine abwechselnd anwinkeln und strecken. Um die Bauchmuskeln besonders zu fordern, 4-mal in Rückenlage »radeln« und dann 4-mal im sogenannten Schwebesitz – siehe Foto!
Mehrmals wiederholen, immer beim Aufsetzen ausatmen.

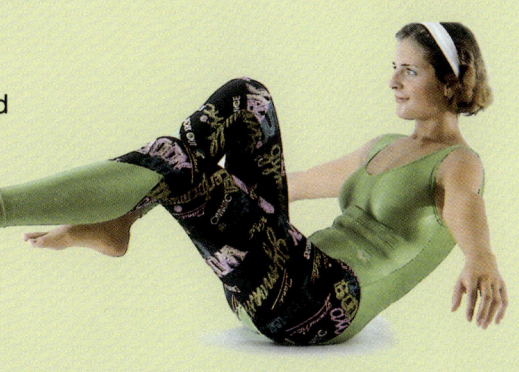

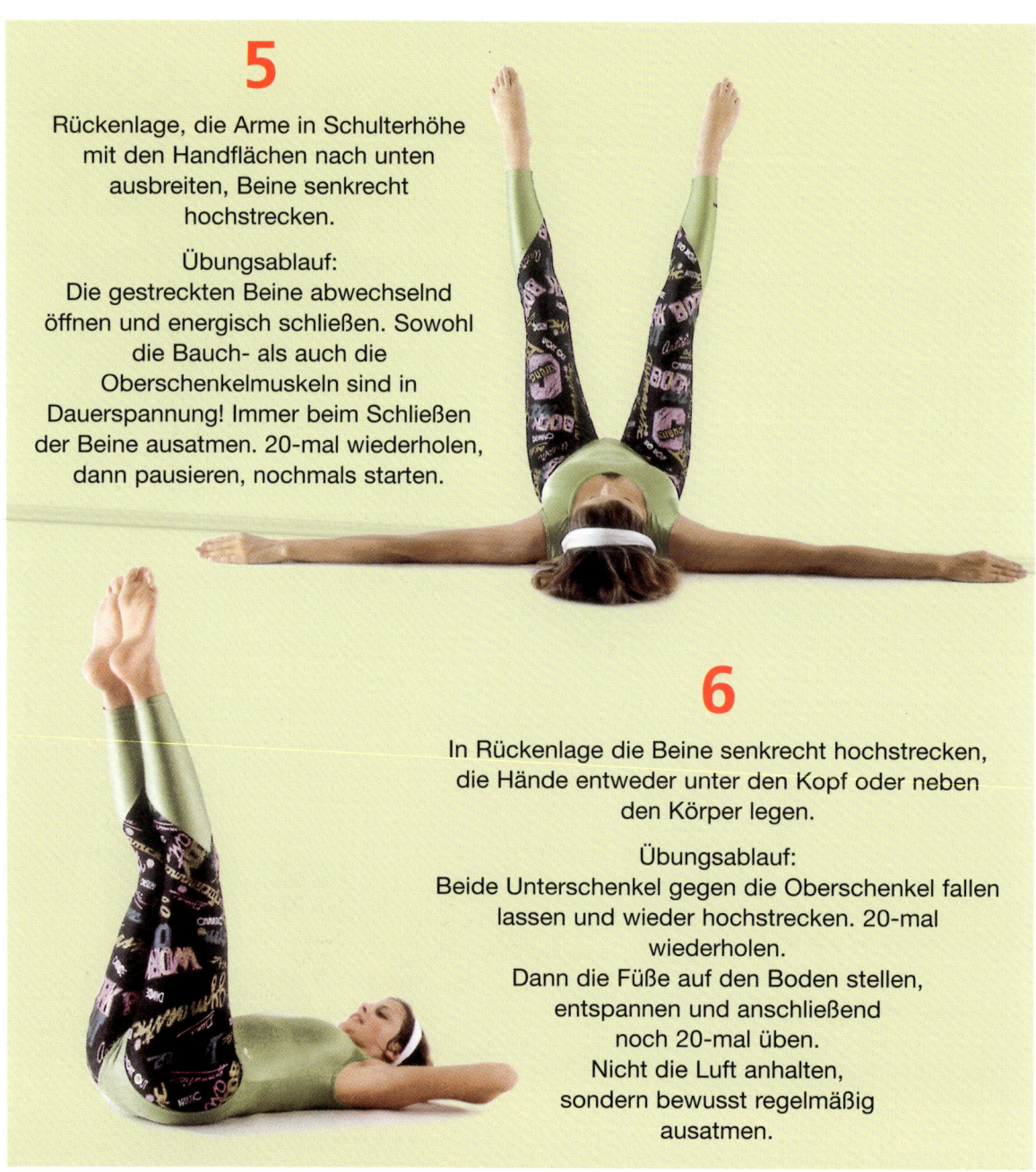

5

Rückenlage, die Arme in Schulterhöhe
mit den Handflächen nach unten
ausbreiten, Beine senkrecht
hochstrecken.

Übungsablauf:
Die gestreckten Beine abwechselnd
öffnen und energisch schließen. Sowohl
die Bauch- als auch die
Oberschenkelmuskeln sind in
Dauerspannung! Immer beim Schließen
der Beine ausatmen. 20-mal wiederholen,
dann pausieren, nochmals starten.

6

In Rückenlage die Beine senkrecht hochstrecken,
die Hände entweder unter den Kopf oder neben
den Körper legen.

Übungsablauf:
Beide Unterschenkel gegen die Oberschenkel fallen
lassen und wieder hochstrecken. 20-mal
wiederholen.
Dann die Füße auf den Boden stellen,
entspannen und anschließend
noch 20-mal üben.
Nicht die Luft anhalten,
sondern bewusst regelmäßig
ausatmen.

Fester Po

Auch hier ist zum Großteil der Lebensstil schuld am Erschlaffen der »Sitzfläche«. Und zu allem Übel wird dies auch noch als erste Alterserscheinung gewertet – ganz zu Unrecht!

Denn dank Spezialübungen kann die Gesäßmuskulatur ebenso gestrafft werden wie die Bauchmuskulatur.

Mit Selbstkritik und gutem Willen ist hier viel zu korrigieren.

Die Spannungsphase der Sitzmuskeln wird nur dann optimal erfolgen, wenn zugleich auch die Bauch- oder Beinmuskeln aktiviert werden und unterstützend zum Einsatz kommen.

Wie bereits bekannt und vertraut bedeutet Muskelspannung zugleich ausatmen, denn nur dann kann man in der Spannungsphase verharren, nur dann ist höchste Wirksamkeit möglich.

In Zusammenwirkung mit den Bauchmuskeln werden feste Sitzmuskeln die Beckenstellung sichern, ein Vorkippen des oberen Beckenrandes verhindern und die Belastung der Lendenwirbelsäule vermeiden.

Den Po zu festigen, heißt zugleich, eine jugendliche Figur zu erhalten und das Wohlbefinden zu steigern.

Tipp für tagsüber:

Langes Sitzen vermeiden! Zwischendurch immer wieder aufstehen, durch »Po-Einziehen« die Sitzmuskeln nicht zur Ruhe kommen lassen, zugleich mit dieser Spannung auch die Bauchmuskeln mobilisieren.

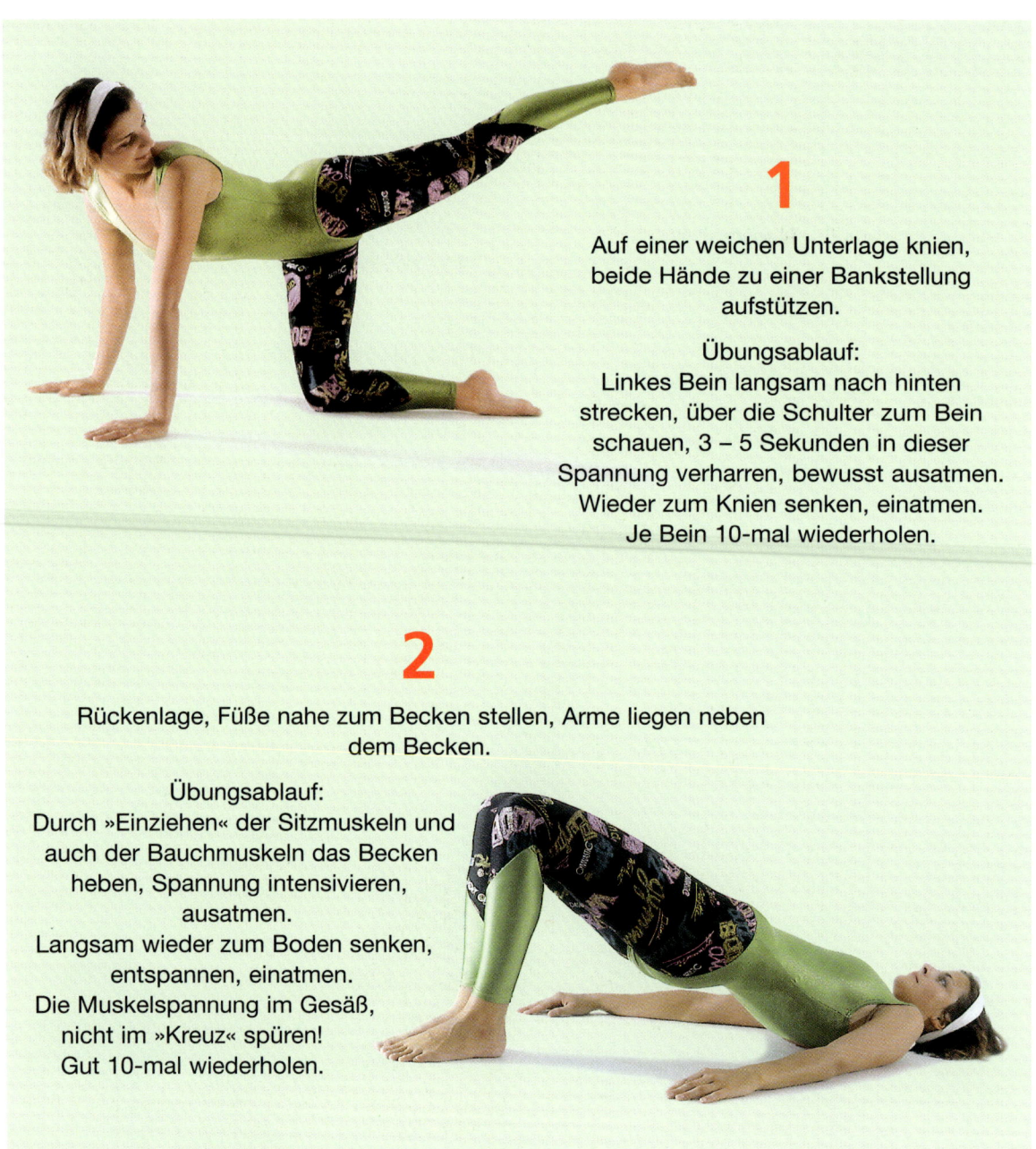

1

Auf einer weichen Unterlage knien, beide Hände zu einer Bankstellung aufstützen.

Übungsablauf:
Linkes Bein langsam nach hinten strecken, über die Schulter zum Bein schauen, 3 – 5 Sekunden in dieser Spannung verharren, bewusst ausatmen. Wieder zum Knien senken, einatmen. Je Bein 10-mal wiederholen.

2

Rückenlage, Füße nahe zum Becken stellen, Arme liegen neben dem Becken.

Übungsablauf:
Durch »Einziehen« der Sitzmuskeln und auch der Bauchmuskeln das Becken heben, Spannung intensivieren, ausatmen.
Langsam wieder zum Boden senken, entspannen, einatmen.
Die Muskelspannung im Gesäß, nicht im »Kreuz« spüren!
Gut 10-mal wiederholen.

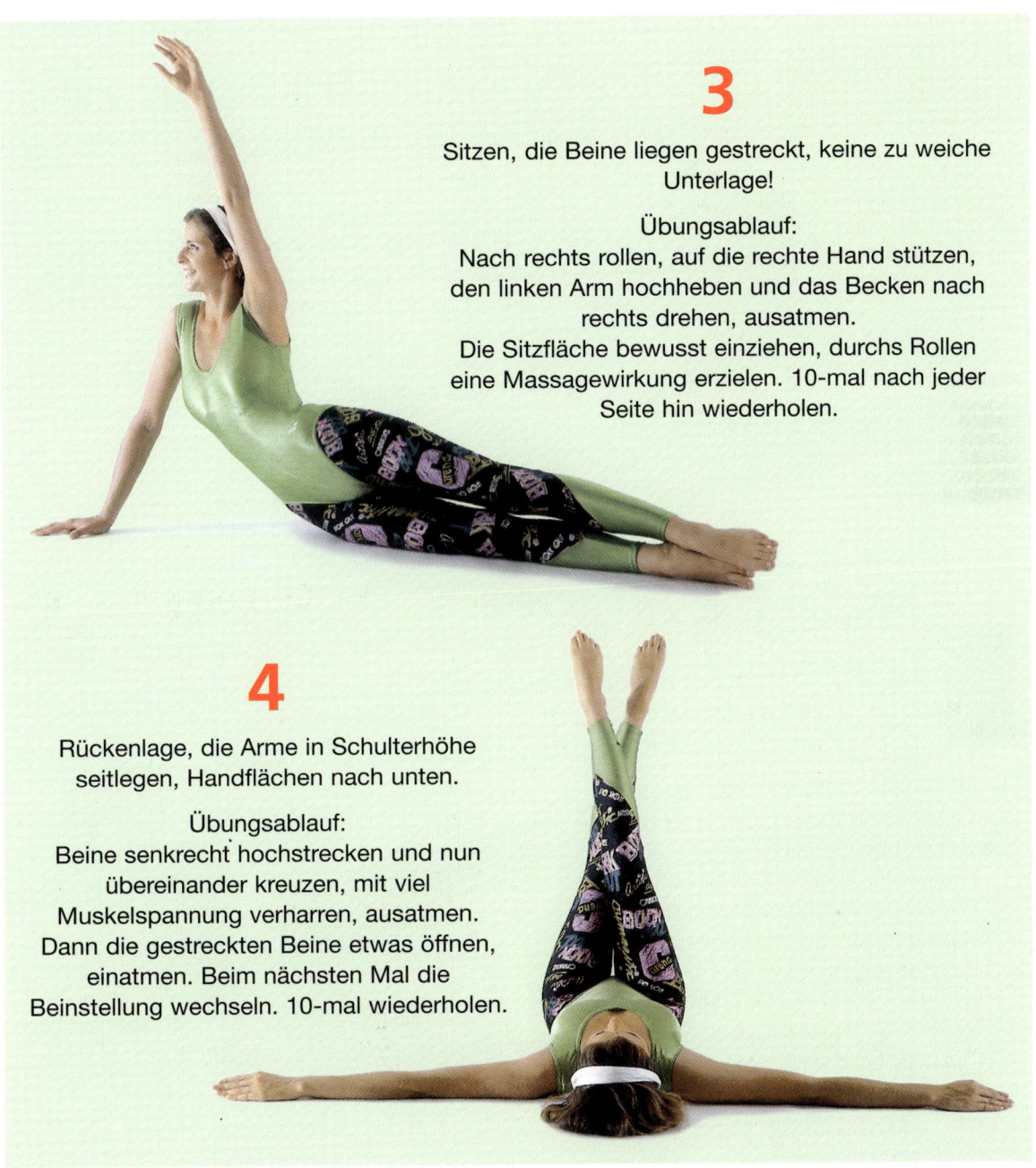

3

Sitzen, die Beine liegen gestreckt, keine zu weiche
Unterlage!

Übungsablauf:
Nach rechts rollen, auf die rechte Hand stützen,
den linken Arm hochheben und das Becken nach
rechts drehen, ausatmen.
Die Sitzfläche bewusst einziehen, durchs Rollen
eine Massagewirkung erzielen. 10-mal nach jeder
Seite hin wiederholen.

4

Rückenlage, die Arme in Schulterhöhe
seitlegen, Handflächen nach unten.

Übungsablauf:
Beine senkrecht hochstrecken und nun
übereinander kreuzen, mit viel
Muskelspannung verharren, ausatmen.
Dann die gestreckten Beine etwas öffnen,
einatmen. Beim nächsten Mal die
Beinstellung wechseln. 10-mal wiederholen.

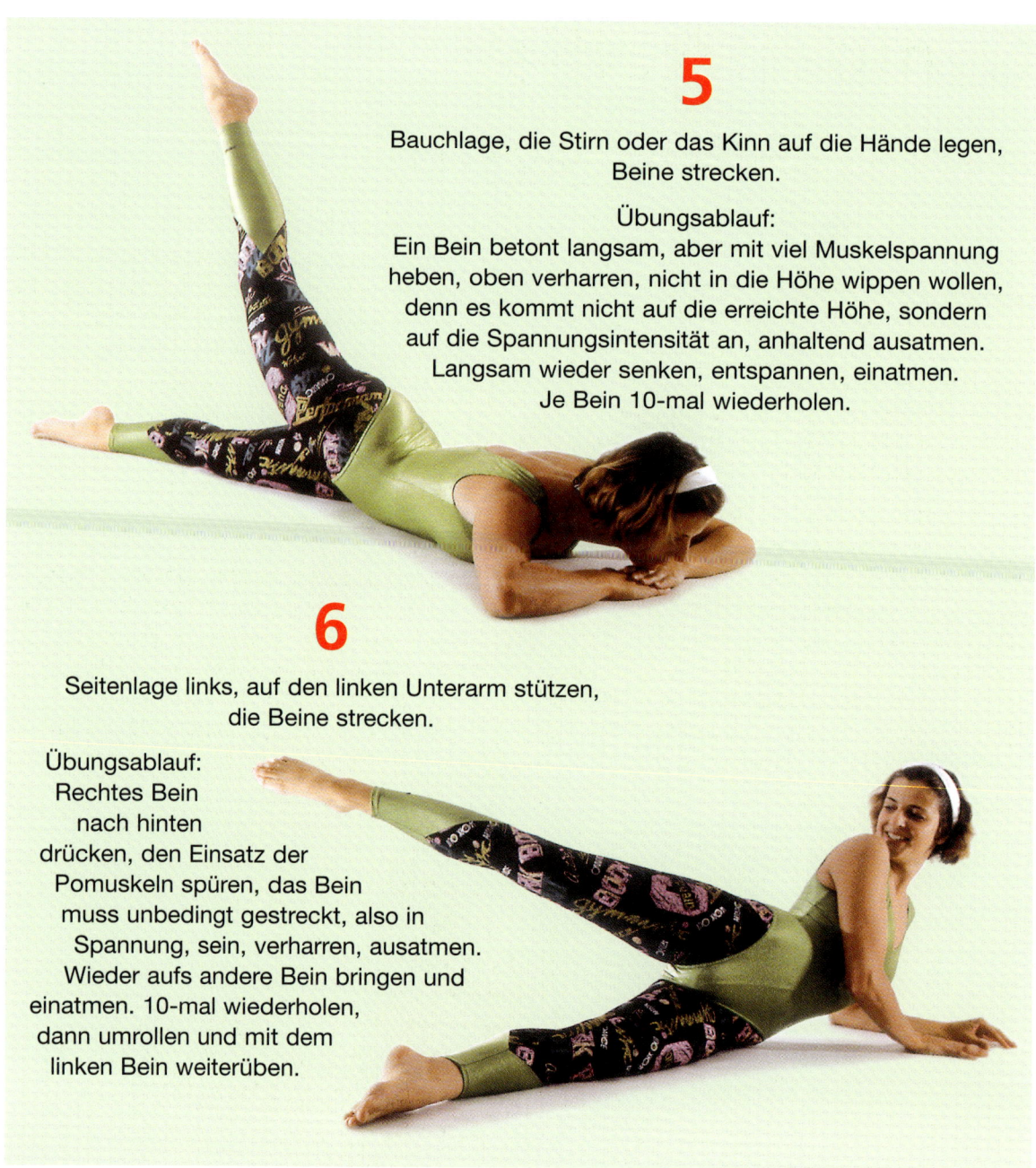

5

Bauchlage, die Stirn oder das Kinn auf die Hände legen,
Beine strecken.

Übungsablauf:
Ein Bein betont langsam, aber mit viel Muskelspannung
heben, oben verharren, nicht in die Höhe wippen wollen,
denn es kommt nicht auf die erreichte Höhe, sondern
auf die Spannungsintensität an, anhaltend ausatmen.
Langsam wieder senken, entspannen, einatmen.
Je Bein 10-mal wiederholen.

6

Seitenlage links, auf den linken Unterarm stützen,
die Beine strecken.

Übungsablauf:
Rechtes Bein
nach hinten
drücken, den Einsatz der
Pomuskeln spüren, das Bein
muss unbedingt gestreckt, also in
Spannung, sein, verharren, ausatmen.
Wieder aufs andere Bein bringen und
einatmen. 10-mal wiederholen,
dann umrollen und mit dem
linken Bein weiterüben.

Gymnastik, die in die Beine geht

Wenn die Beine streiken, hilft nur eines: der Sache auf den Grund gehen. Sind ungeeignete Schuhe oder ein Fehlverhalten schuld, dass die »Gehwerkzeuge« rebellieren? Mit Sicherheit fehlt es am Beintraining, denn Muskeln und Gelenke erschlaffen, wenn man sie zu wenig fordert.

Kein Wunder, dass die Beine dann bereits bei geringer Belastung schmerzen und streiken. Wer also gesund und munter auf den Beinen unterwegs sein will, wer auch Fettpolster rund um die Oberschenkel, also Cellulite, verhindern möchte, muss immer wieder gymnastische Beinarbeit einplanen.

Es gibt keine Sportart, für die nicht tüchtige, belastbare Beine Voraussetzung sind, um Erfolg und Ausdauer zu erzielen.

Denken Sie an Laufen, Walking, Tennis, Schwimmen, Golf und Wintersport, um nur einige zu nennen!

Tipp für tagsüber:

Immer wieder Schwung in die Beine bringen, die Zirkulation anregen und den Stau in den Venen verhindern. Statt Aufzüge benützen lieber Treppen auf und ab eilen, nicht für kurze Wegstrecken das Auto starten. Immer wieder die Chance zu flottem Gehen suchen und nutzen.

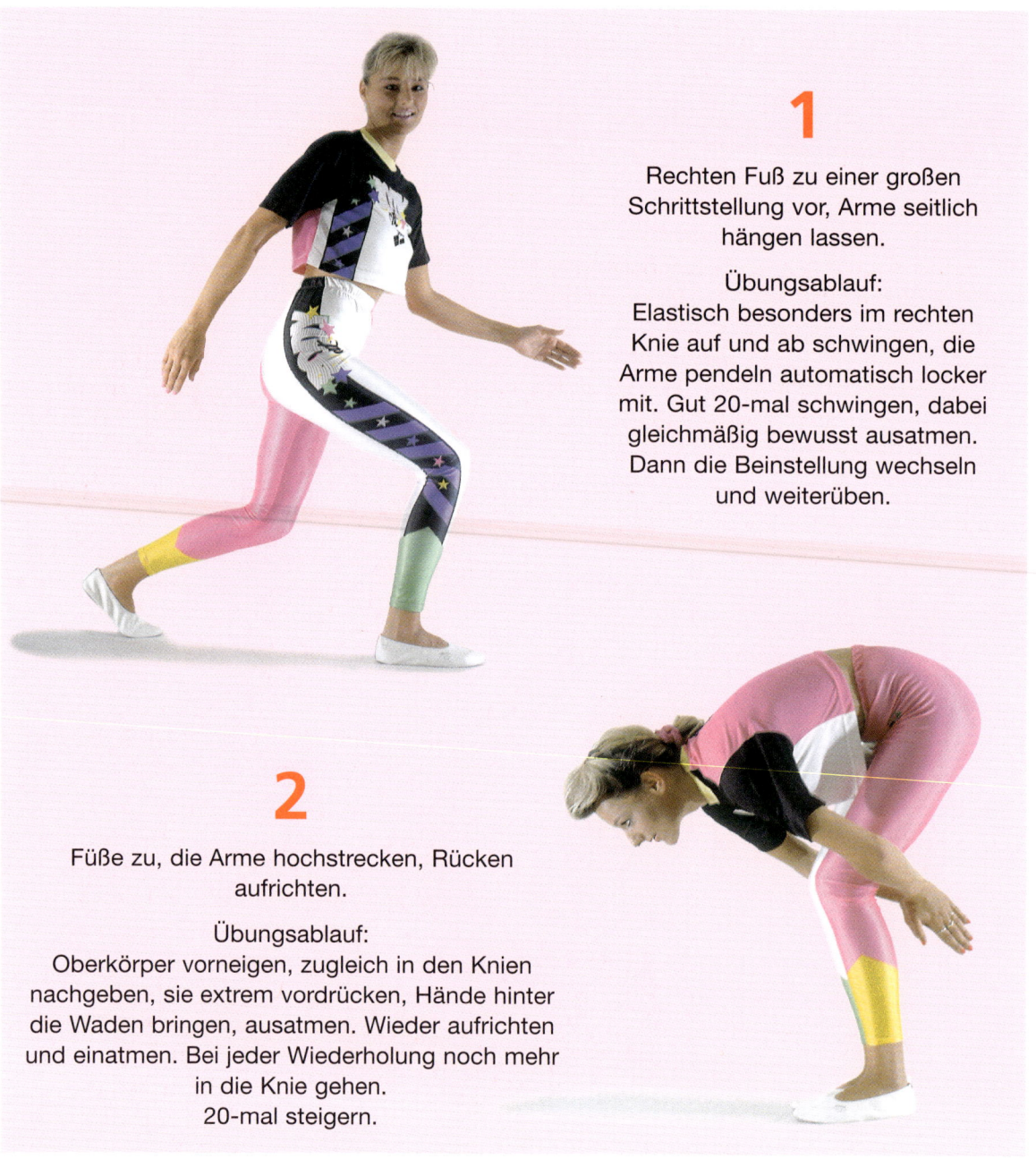

1

Rechten Fuß zu einer großen Schrittstellung vor, Arme seitlich hängen lassen.

Übungsablauf:
Elastisch besonders im rechten Knie auf und ab schwingen, die Arme pendeln automatisch locker mit. Gut 20-mal schwingen, dabei gleichmäßig bewusst ausatmen. Dann die Beinstellung wechseln und weiterüben.

2

Füße zu, die Arme hochstrecken, Rücken aufrichten.

Übungsablauf:
Oberkörper vorneigen, zugleich in den Knien nachgeben, sie extrem vordrücken, Hände hinter die Waden bringen, ausatmen. Wieder aufrichten und einatmen. Bei jeder Wiederholung noch mehr in die Knie gehen.
20-mal steigern.

3

Auf der linken Seite liegen, Unterarmstütz, Beine intensiv strecken.

Übungsablauf:
Rechtes Bein heben, oben in Spannung halten, so dass über die Bein- auch die Hüftmuskeln zum Einsatz kommen, ausatmen. Langsam senken, entspannen, einatmen.
10-mal üben, dann Seitenlage wechseln, mit dem anderen Bein weiterüben.

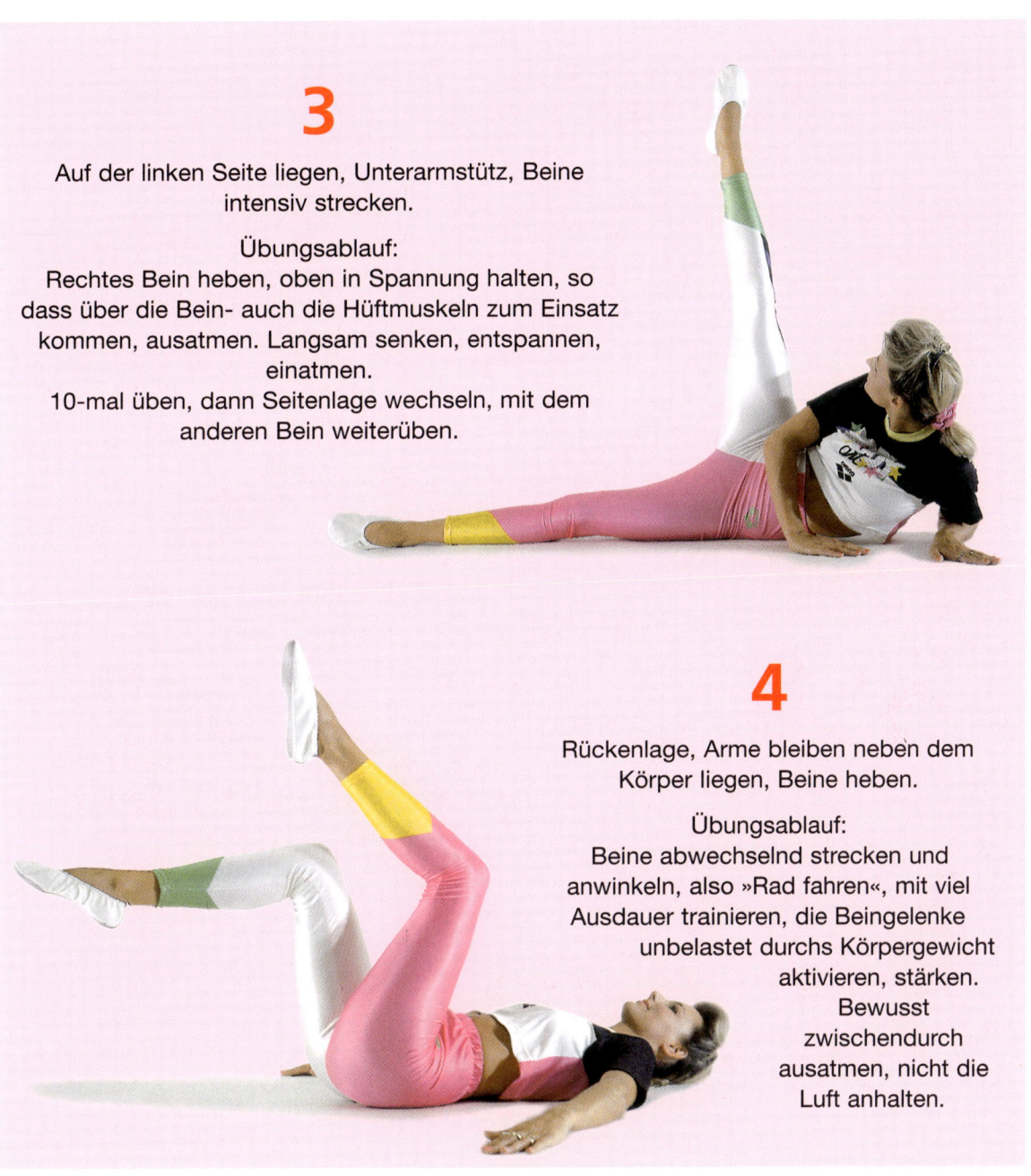

4

Rückenlage, Arme bleiben neben dem Körper liegen, Beine heben.

Übungsablauf:
Beine abwechselnd strecken und anwinkeln, also »Rad fahren«, mit viel Ausdauer trainieren, die Beingelenke unbelastet durchs Körpergewicht aktivieren, stärken. Bewusst zwischendurch ausatmen, nicht die Luft anhalten.

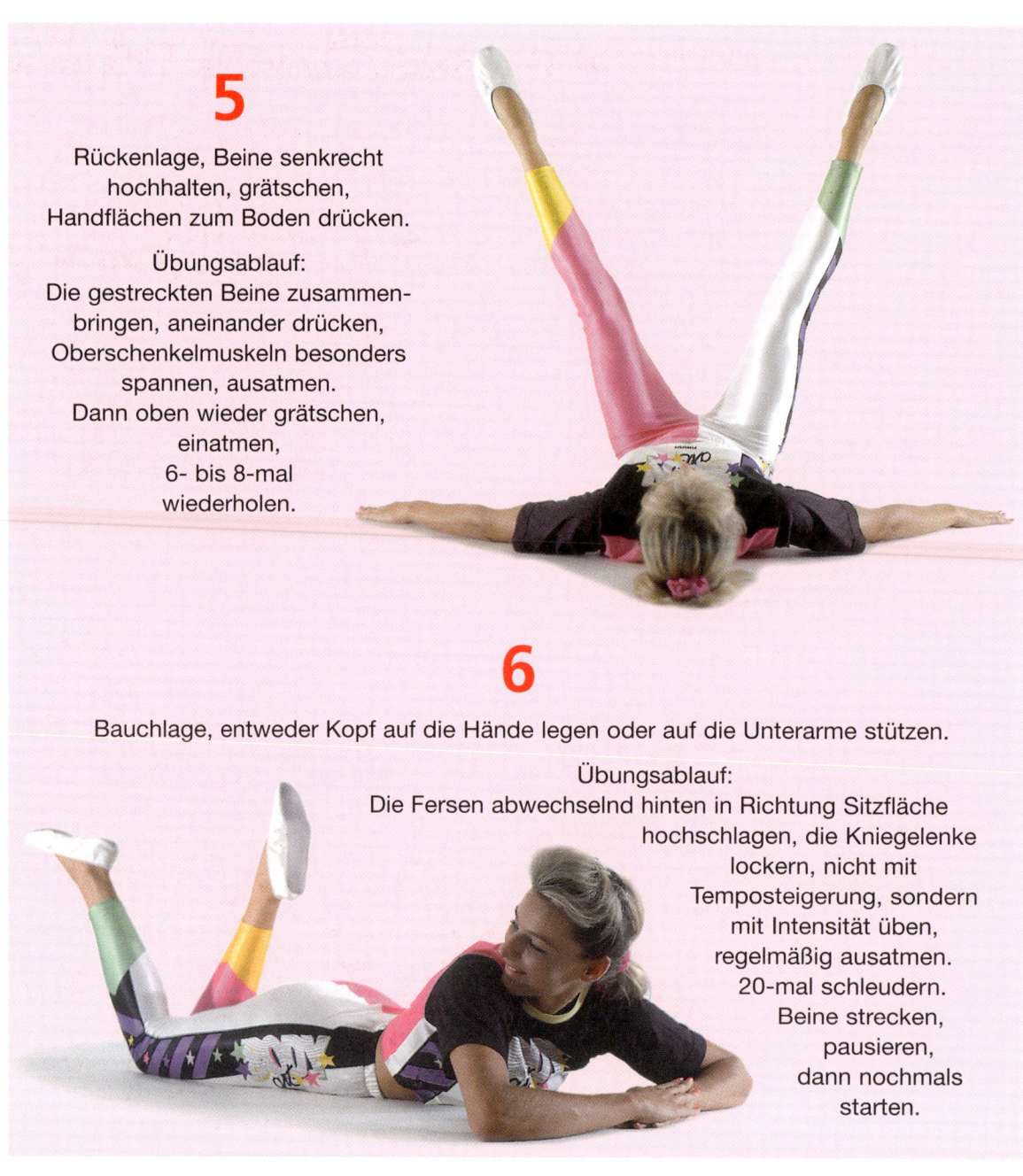

5

Rückenlage, Beine senkrecht hochhalten, grätschen, Handflächen zum Boden drücken.

Übungsablauf:
Die gestreckten Beine zusammenbringen, aneinander drücken, Oberschenkelmuskeln besonders spannen, ausatmen.
Dann oben wieder grätschen, einatmen,
6- bis 8-mal
wiederholen.

6

Bauchlage, entweder Kopf auf die Hände legen oder auf die Unterarme stützen.

Übungsablauf:
Die Fersen abwechselnd hinten in Richtung Sitzfläche hochschlagen, die Kniegelenke lockern, nicht mit Temposteigerung, sondern mit Intensität üben, regelmäßig ausatmen. 20-mal schleudern. Beine strecken, pausieren, dann nochmals starten.

Gymnastik für »oben herum«

Geradezu sagenhaft sind die Versprechungen, die schon nach kurzer Anwendungszeit einiger Präparate eine vollendet schöne Brustlinie garantieren. Einreibungen von außen und Pillen von innen sollen gleichzeitig Wunder wirken. Darüber wird vergessen, dass nicht die Brustdrüsen allein ausschlaggebend sein können, sondern dass sowohl die Straffung der Brustmuskeln als auch die Körperhaltung an erster Stelle stehen.

Einige Ratschläge zur Brustpflege! Jeden Morgen mit kaltem Wasserstrahl duschen. Steht keine Dusche zur Verfügung, dann einfach den Oberkörper übers Waschbecken neigen und von unten her mit der Hand gegen die Brust sprühen. Denn es geht darum, die Zirkulation anzuregen und das Bindegewebe zu festigen. Massiert wird nur der Brustmuskel, also jener Muskel, der von der Achsel zur Brust führt. Mit der rechten Hand den linken Muskel zwischen Daumen und die übrigen Finger nehmen, tief greifend durchkneten. Mit der linken Hand dann die rechte Seite massieren.

Tipp für tagsüber:

Durch ganz natürliche Bewegungsaufgaben die Brustmuskeln anregen, z. B. durch Aneinander-Drücken der beiden Handflächen vor der Brust, durch Stemmen der Arme gegen einen Widerstand, sprich Tisch oder Bank.

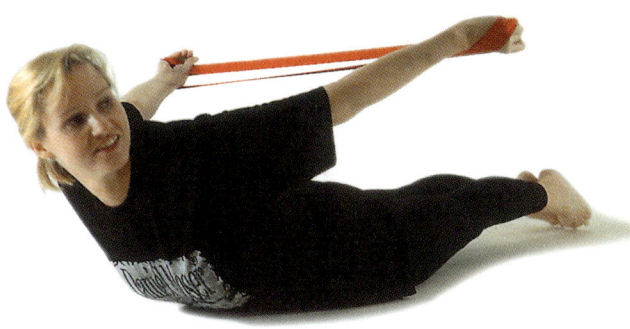

Und noch eines:
Keine zu beengenden BH's tragen, denn durchs Einschnüren wird dem Brustmuskel tagsüber jede Funktionsmöglichkeit genommen.

Bei den folgenden Übungen nützt ein Gummiband als Intensiv-Gerät!

Man nehme ein ungefähr 150 cm langes Gummiband, nähe oder knüpfe die Enden aneinander und fertig ist das ideale Hilfsgerät, um die Muskelspannung zu verstärken.

Wichtig ist, dass das Band langsam in die Länge gezogen und langsam wieder nachgegeben wird, nicht einfach zurückschnellen lassen. Ebenso wichtig ist, dass beim Einsatz der Muskeln, also während der Spannung, ausgeatmet wird.

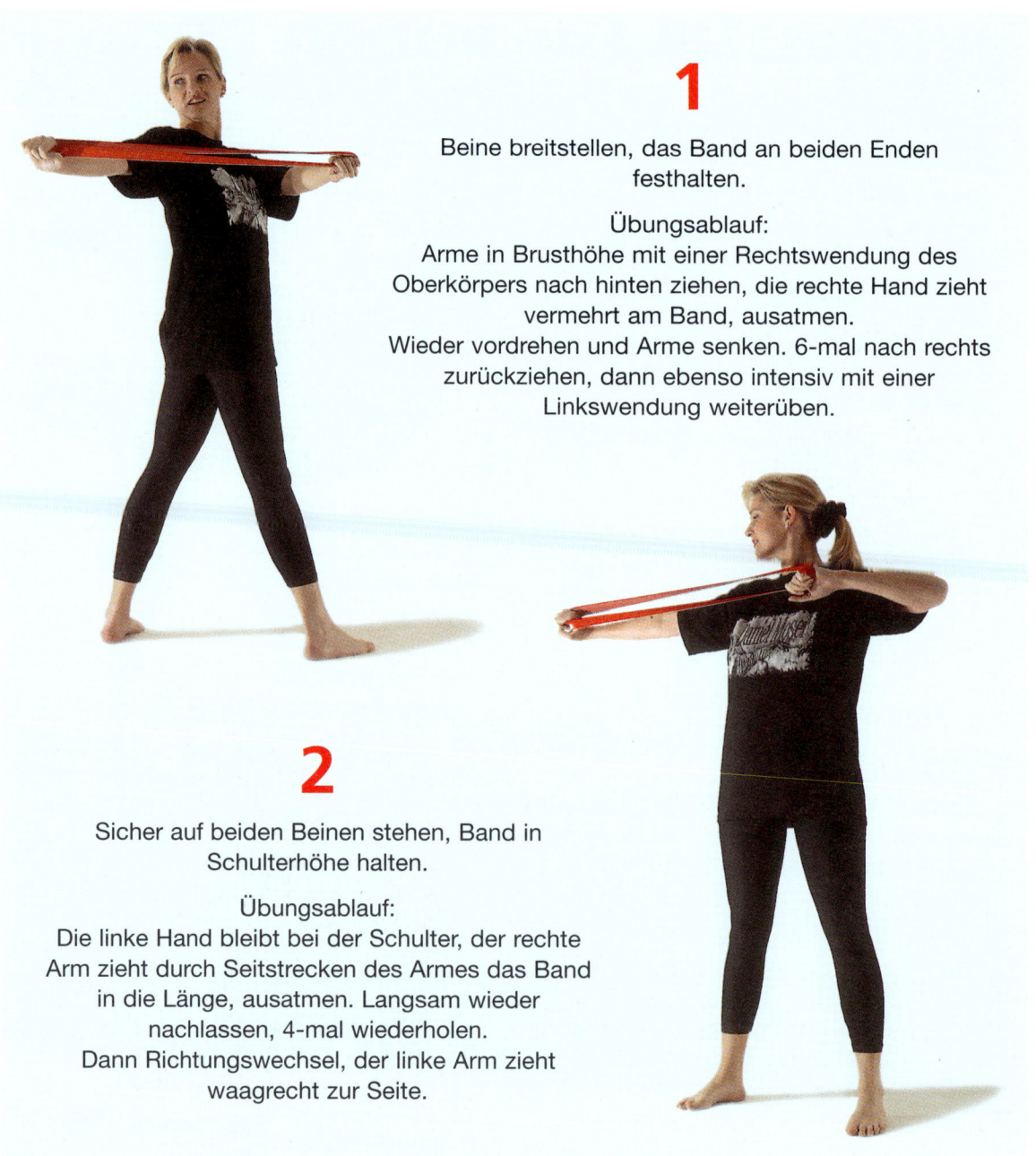

1

Beine breitstellen, das Band an beiden Enden festhalten.

Übungsablauf:
Arme in Brusthöhe mit einer Rechtswendung des Oberkörpers nach hinten ziehen, die rechte Hand zieht vermehrt am Band, ausatmen.
Wieder vordrehen und Arme senken. 6-mal nach rechts zurückziehen, dann ebenso intensiv mit einer Linkswendung weiterüben.

2

Sicher auf beiden Beinen stehen, Band in Schulterhöhe halten.

Übungsablauf:
Die linke Hand bleibt bei der Schulter, der rechte Arm zieht durch Seitstrecken des Armes das Band in die Länge, ausatmen. Langsam wieder nachlassen, 4-mal wiederholen.
Dann Richtungswechsel, der linke Arm zieht waagrecht zur Seite.

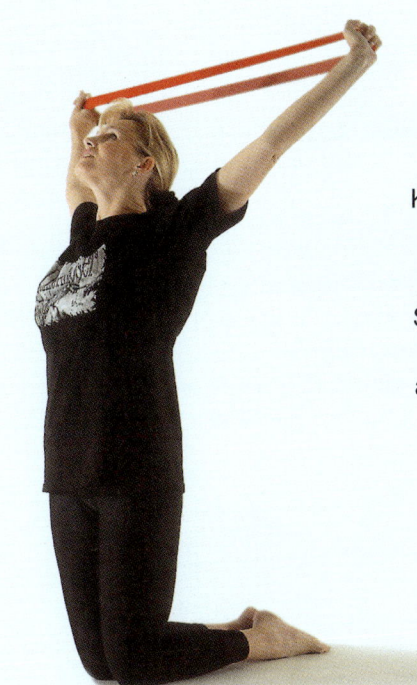

3

Kniestand, auf den Fersen sitzen, Band auf den Oberschenkeln.

Übungsablauf:
Sich aufrichten, Arme heben, Rücken strecken, das Band über dem Kopf längsziehen, ausatmen. Wieder entspannen, zum Fersensitz kommen, einatmen.
10-mal wiederholen, von Mal zu Mal die Dehnphase intensiver ausführen.

4

Knien, den rechten Fuß auf die nach unten hängende Schlaufe stellen. Die Hände fassen oben das Band in Schulterbreite.

Übungsablauf:
Mit möglichst gestreckten Armen das Band hochziehen, dabei ausatmen (Muskeleinsatz!), 2 – 3 Sekunden oben verharren, dann langsam wieder senken, entspannen, einatmen.
Wem's anfangs zu schwer fällt, darf die Arme leicht anwinkeln. 10-mal üben.

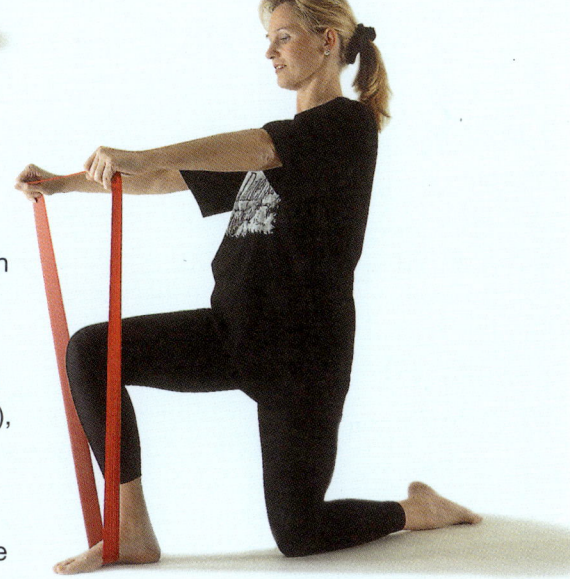

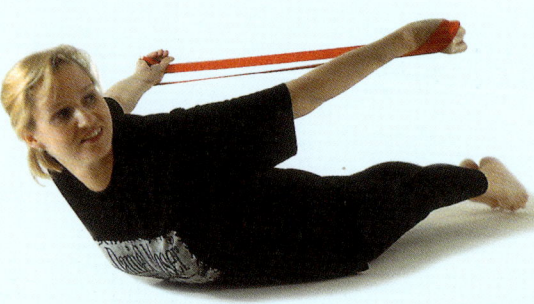

5

Bauchlage, das Band hinter den Oberschenkeln waagrecht halten, Kopf und Schultern sind noch gesenkt.

Übungsablauf:
Das Band mit gestreckten Armen in die Länge ziehen, zugleich den Oberkörper nur wenig heben und den Kopf seitwenden, ausatmen. Langsam wieder senken, Kopf vorn auflegen, einatmen. Es ist ausnahmsweise nicht falsch, wenn hier in anderer Folge geatmet wird, denn das Aufrichten verleitet zum Einatmen. Wiederholen.

6

Stehen, Beine breitstellen, rechten Fuß auf die Bandschlaufe stellen, linke Hand fasst das andere Ende.

Übungsablauf:
Mit dem linken Arm das Band schräg nach außen längsziehen, ausatmen. Wieder nachlassen, entspannen, einatmen.
10-mal, dann linken Fuß aufs Band, die rechte Hand kommt zum Ziehen.

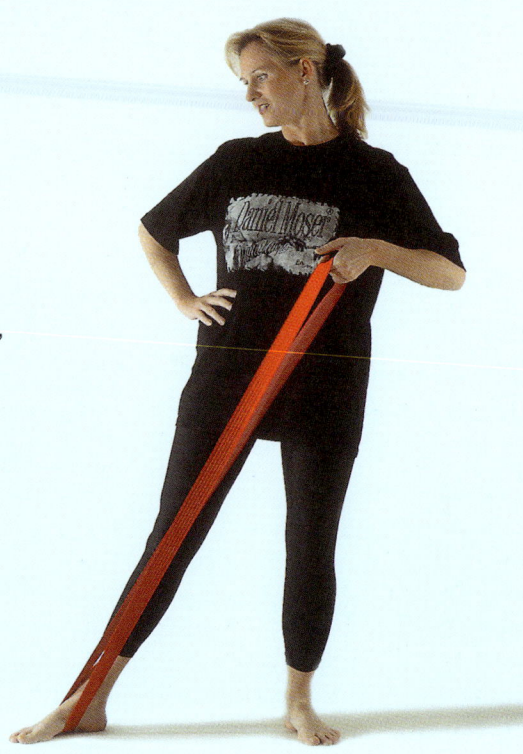

Gymnastik –
dem Rücken zuliebe

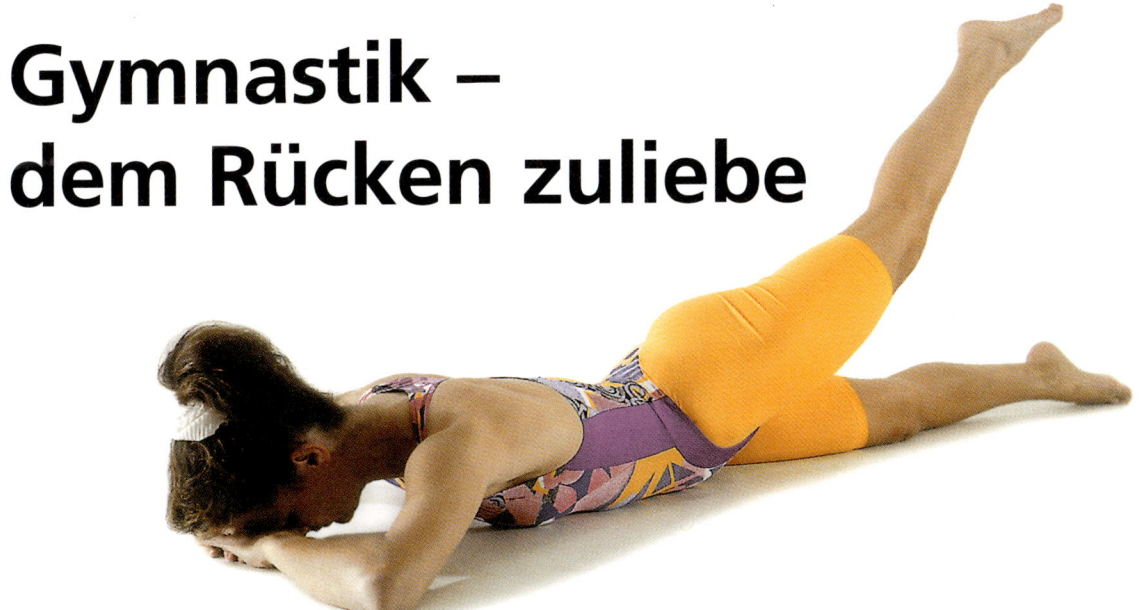

Als ich bereits vor Jahren den Begriff »Das Kreuz mit dem Kreuz« prägte, war vorauszusehen, dass dieses Problem immer öfter auftreten wird und heute fast jeder irgendwann mit Rückenschmerzen zu tun hat.

Weiß man erst einmal über die Beschaffenheit der Wirbelsäule und deren Funktion Bescheid, wird man so manches vermeiden, um diesen empfindlichen »Bestandteil« des Körpers nicht fortlaufend zu beleidigen.

Man wird sich richtig und »kreuzschonend« verhalten und alles vermeiden, was zwangsläufig zu einer Überforderung führen muss. So zum Beispiel Bücken mit steifen Beinen, Heben schwerer Last mit nur einer Hand, Schlafen bzw. Liegen auf hohem Kissen.

Jede Wirbelsäule besteht aus den Teilbereichen: Hals-, Brust- und Lendenwirbelsäule, aus dem Kreuzbein und dem Steißbein. Am häufigsten treten Beschwerden im Bereich Lendenwirbelsäule/Kreuzbein auf, an der empfindlichsten, weil schwächsten, Stelle. Außerdem werden die zwischen den Wirbeln als »Stoßdämpfer« liegenden Bandscheiben oft zu großen Belastungen durch Fehlverhalten ausgesetzt, so dass es zu Schädigungen kommen kann.

Grundsätzlich hat Gymnastik zu diesem Thema zwei Aufgaben:

- Entspannung überforderter Muskeln und
- Stärkung der für die Unterstützung der Wirbelsäule wichtigen Muskeln.

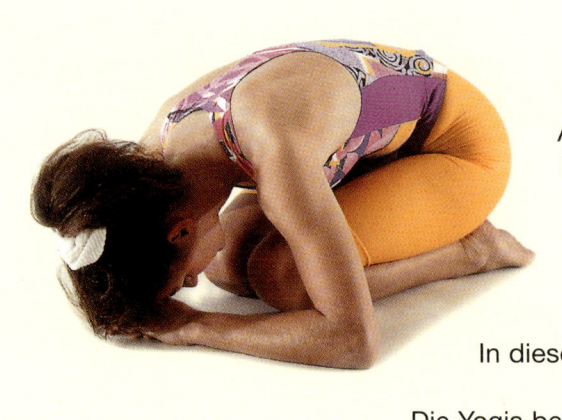

1

Auf einer weichen Unterlage knien, auf den Fersen sitzen, Rücken noch gerade halten.

Übungsablauf:
Oberkörper langsam vorneigen, bis die Stirn den Boden berührt, Arme und Schultern hängen lassen.
In dieser totalen Entspannungsphase längere Zeit verharren, bewusst ausatmen.
Die Yogis bezeichnen diese Position als »eingerolltes Blatt«.
Und dann langsam wieder aufrichten, Kopf heben, einatmen.
4-mal üben.

2

Auf dem Rücken liegen, beide Füße stehen nahe beim Becken, Schultern und Kopf sind auf dem Boden.

Übungsablauf:
Den Kopf langsam heben, beide Hände fassen nach dem linken angewinkelten Knie und drücken nun das Bein in Richtung Stirn, verharren, ausatmen.
Wieder senken, einatmen.
Mit jedem Bein 4-mal wiederholen.

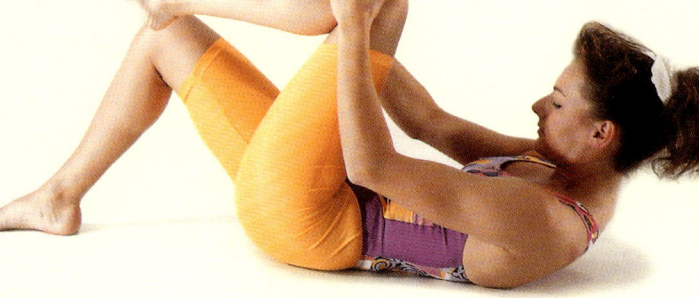

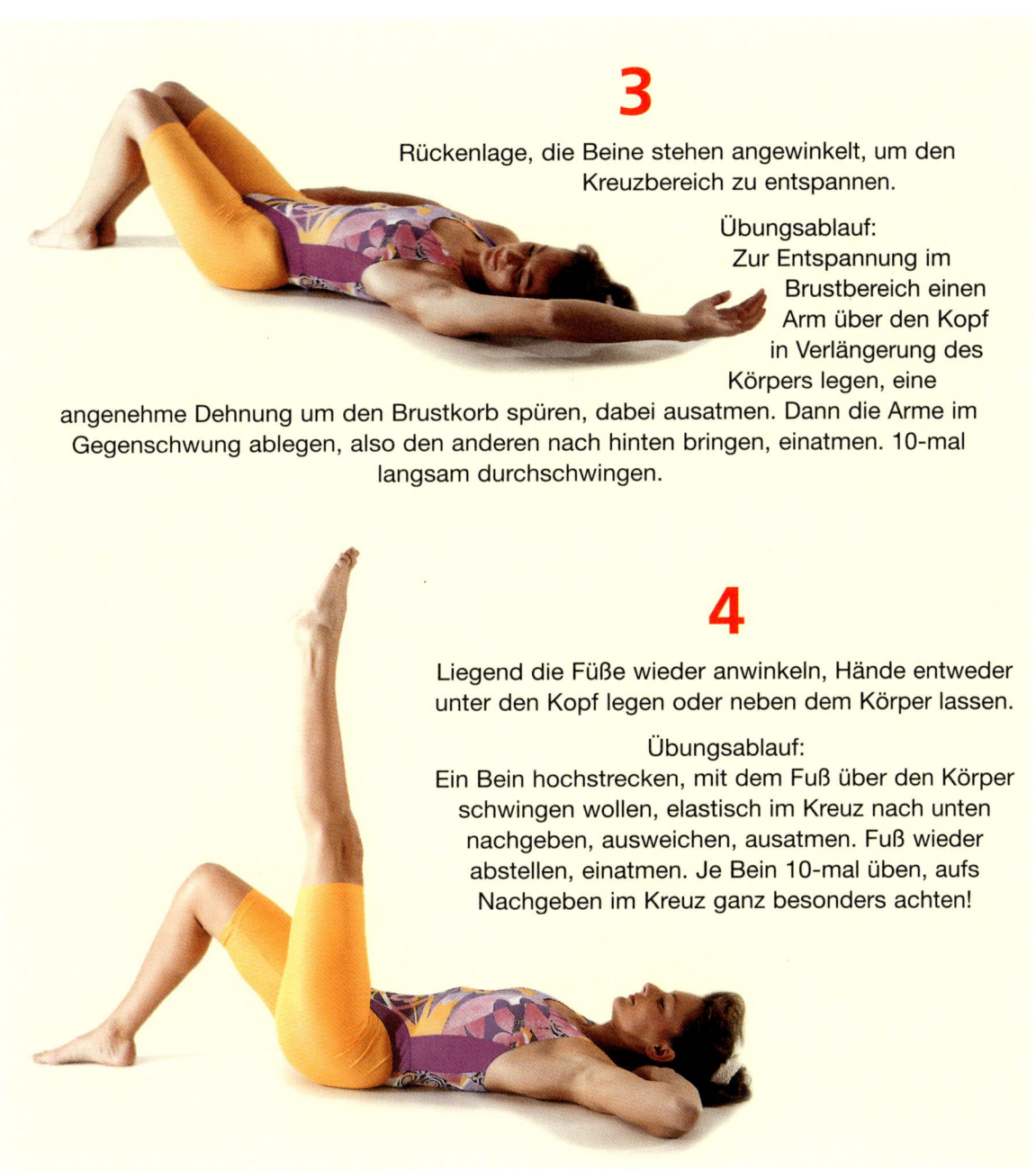

3

Rückenlage, die Beine stehen angewinkelt, um den Kreuzbereich zu entspannen.

Übungsablauf:
Zur Entspannung im Brustbereich einen Arm über den Kopf in Verlängerung des Körpers legen, eine angenehme Dehnung um den Brustkorb spüren, dabei ausatmen. Dann die Arme im Gegenschwung ablegen, also den anderen nach hinten bringen, einatmen. 10-mal langsam durchschwingen.

4

Liegend die Füße wieder anwinkeln, Hände entweder unter den Kopf legen oder neben dem Körper lassen.

Übungsablauf:
Ein Bein hochstrecken, mit dem Fuß über den Körper schwingen wollen, elastisch im Kreuz nach unten nachgeben, ausweichen, ausatmen. Fuß wieder abstellen, einatmen. Je Bein 10-mal üben, aufs Nachgeben im Kreuz ganz besonders achten!

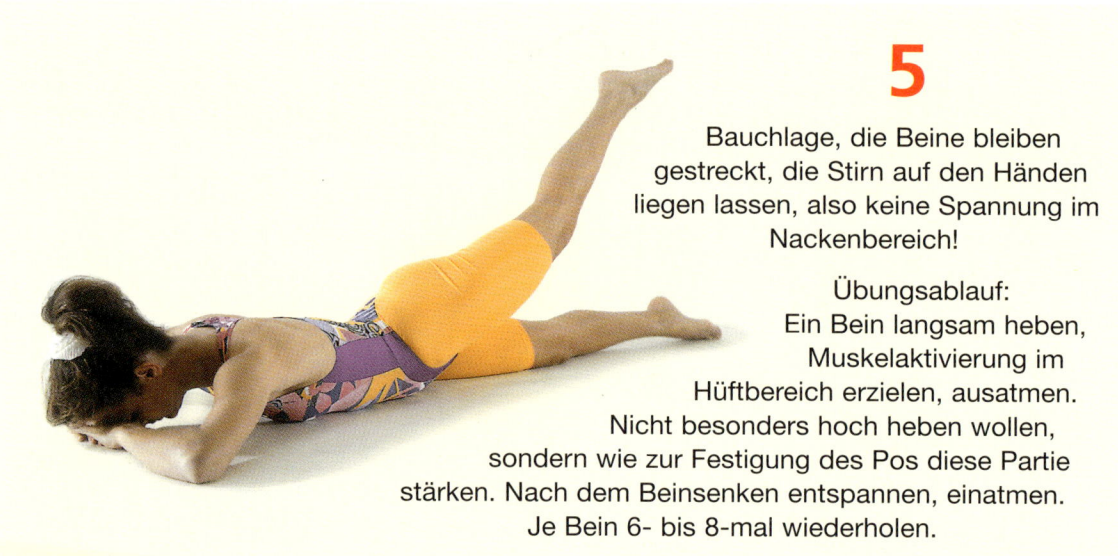

5

Bauchlage, die Beine bleiben
gestreckt, die Stirn auf den Händen
liegen lassen, also keine Spannung im
Nackenbereich!

Übungsablauf:
Ein Bein langsam heben,
Muskelaktivierung im
Hüftbereich erzielen, ausatmen.
Nicht besonders hoch heben wollen,
sondern wie zur Festigung des Pos diese Partie
stärken. Nach dem Beinsenken entspannen, einatmen.
Je Bein 6- bis 8-mal wiederholen.

6

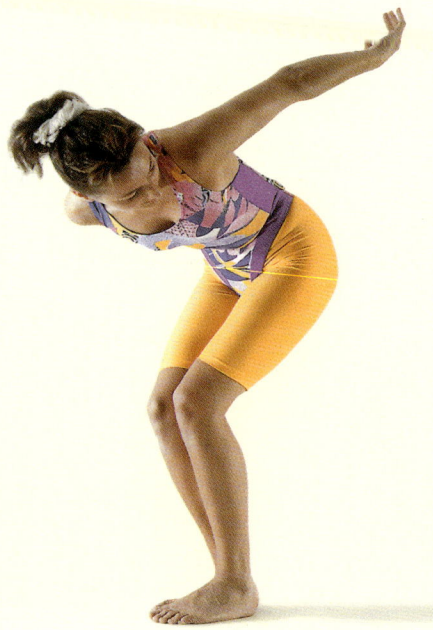

Stehen, die rechte Hand seitlich einstützen,
um während des Vorneigens und
Aufrichtens die Muskelarbeit zu erleichtern.

Übungsablauf:
Den linken Arm mit Vorneigen des
Oberkörpers und Nachgeben in den Knien
an den Beinen vorbei weit nach hinten
schwingen, ausatmen. Wieder zur
Körperstreckung aufrichten, einatmen.
Aufs Nachgeben im gesamten Bereich der
Wirbelsäule achten! Je Arm 10-mal
wiederholen. Wechselwirkung von
Entspannung und leichter
Muskelaktivierung fühlen.

Hüft-gelenkig bleiben

Wie kommt's dazu, dass immer mehr Menschen unter Beschwerden im Bereich der Hüftgelenke leiden und viele bereits in noch jungen Jahren Probleme bei länger anhaltendem Stehen oder Laufen haben? Könnte man dies sowohl durch Änderung im Verhalten als auch durch vorbeugende Gymnastik verhindern? Waren es bislang Probleme mit den Beinen, mit den Knien oder mit dem »Kreuz«, so treten auffallend viele Beschwerden auf, weil die Hüftgelenke nicht mehr »mitspielen«.

Vorab eine Kurzinformation über die Aufgaben der Muskeln rund um den Beckenbereich. Dazu zählen nicht nur die Bauch- und Sitzmuskeln, sondern sogar Rücken- und Oberschenkelmuskeln. Angenommen die Bauchmuskeln sind schlaff, wird das Becken zu einer »Hohlkreuzstellung« oder zu einer Schräghaltung ausweichen.

Das Gleiche gilt für inaktive Sitzmuskeln – siehe auch die vorherigen Kapitel! Nur das Zusammenwirken von Bauch- und Sitzmuskeln hält das Becken in einer der Gesundheit zuträglichen Stellung.

Und immer wieder kommt man zu dem Schluss: Bewegungsmangel, einseitige Belastung und Übergewicht sind vor allem Auslöser bzw. tragen wesentlich zur Verschlimmerung der Beschwerden bei,

so dass man aus ureigenem Interesse diesen drei negativen Faktoren entgegenwirken sollte.

Die medizinische Versorgung machte in letzter Zeit enorme Fortschritte. Man kann nur staunen, wie viele Menschen bereits mit einem künstlichen Hüftgelenk leben bzw. leben müssen. Um diese Ersatzlösung zu vermeiden bzw. hinauszuzögern, kann gezielt eingesetztes Üben im Sinne der Festigung der eben erwähnten Muskeln unendlich hilfreich sein. Man soll ein natürliches »Stützmieder« aufbauen und erhalten.

Mitunter treibt dann plötzlich das schlechte Gewissen, nicht nur mehr Bewegung zu machen, sondern man stürzt sich förmlich in die nächst- und nicht immer beste Sportaktivität. Man wählt ausgerechnet Sportarten, die die Hüftgelenke unvorbereitet überfallen und somit vermehrt belasten. Bei der Sportwahl muss daher mit Vernunft überlegt werden. Man sollte die übermäßige Erschütterung der Hüftgelenke oder ruckartige Bewegungen meiden. Zu bevorzugen sind jene Sportarten, die ohne wesentliche Belastungen gelingen und daher viel mehr Ausdauer und Freude bringen.

Mitunter spielt auch eine ererbte Veranlagung eine Rolle. Weiß man darum, sollte umso eher und gezielter vorbeugend geübt werden.

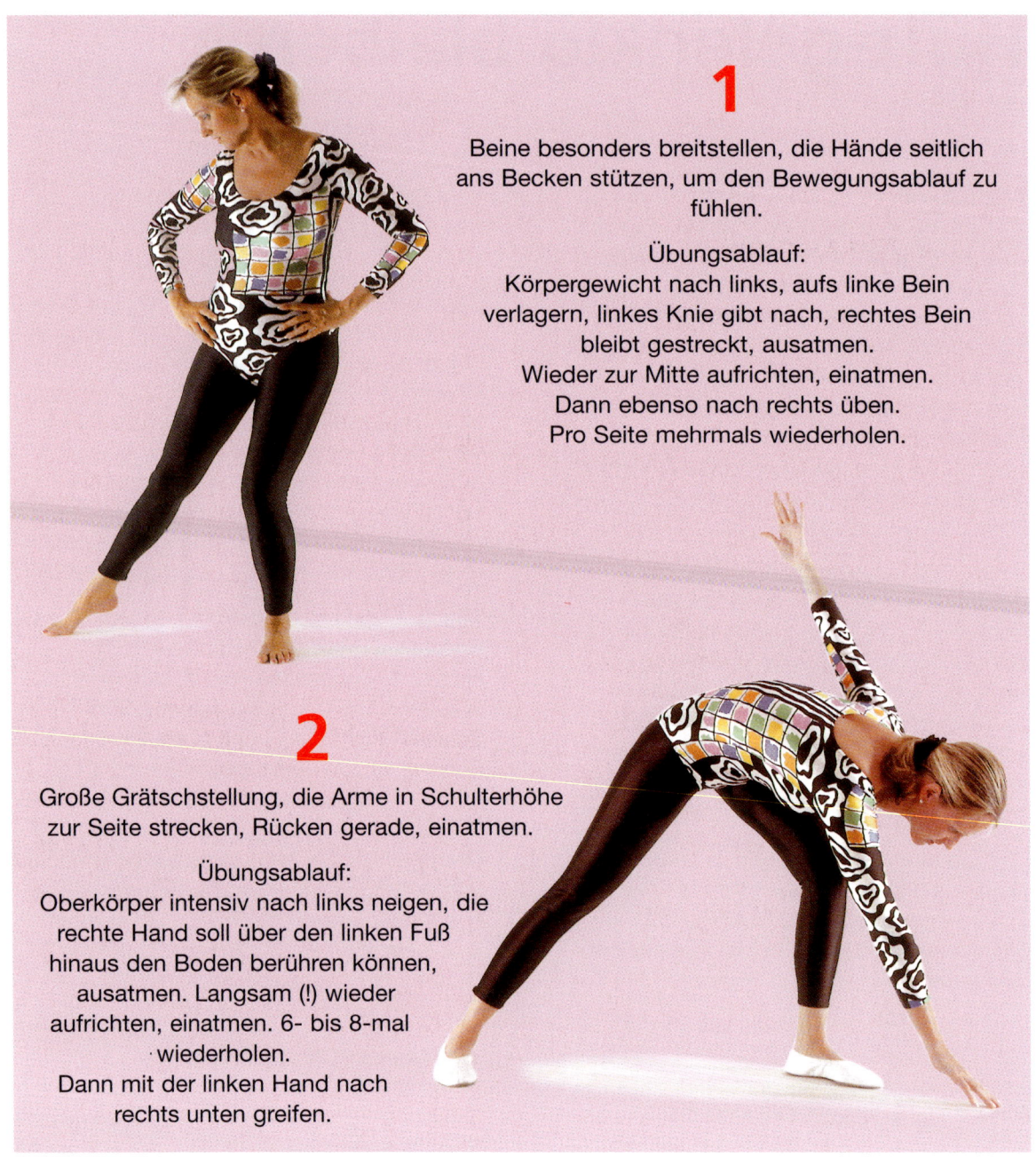

1

Beine besonders breitstellen, die Hände seitlich ans Becken stützen, um den Bewegungsablauf zu fühlen.

Übungsablauf:
Körpergewicht nach links, aufs linke Bein verlagern, linkes Knie gibt nach, rechtes Bein bleibt gestreckt, ausatmen.
Wieder zur Mitte aufrichten, einatmen.
Dann ebenso nach rechts üben.
Pro Seite mehrmals wiederholen.

2

Große Grätschstellung, die Arme in Schulterhöhe zur Seite strecken, Rücken gerade, einatmen.

Übungsablauf:
Oberkörper intensiv nach links neigen, die rechte Hand soll über den linken Fuß hinaus den Boden berühren können, ausatmen. Langsam (!) wieder aufrichten, einatmen. 6- bis 8-mal wiederholen.
Dann mit der linken Hand nach rechts unten greifen.

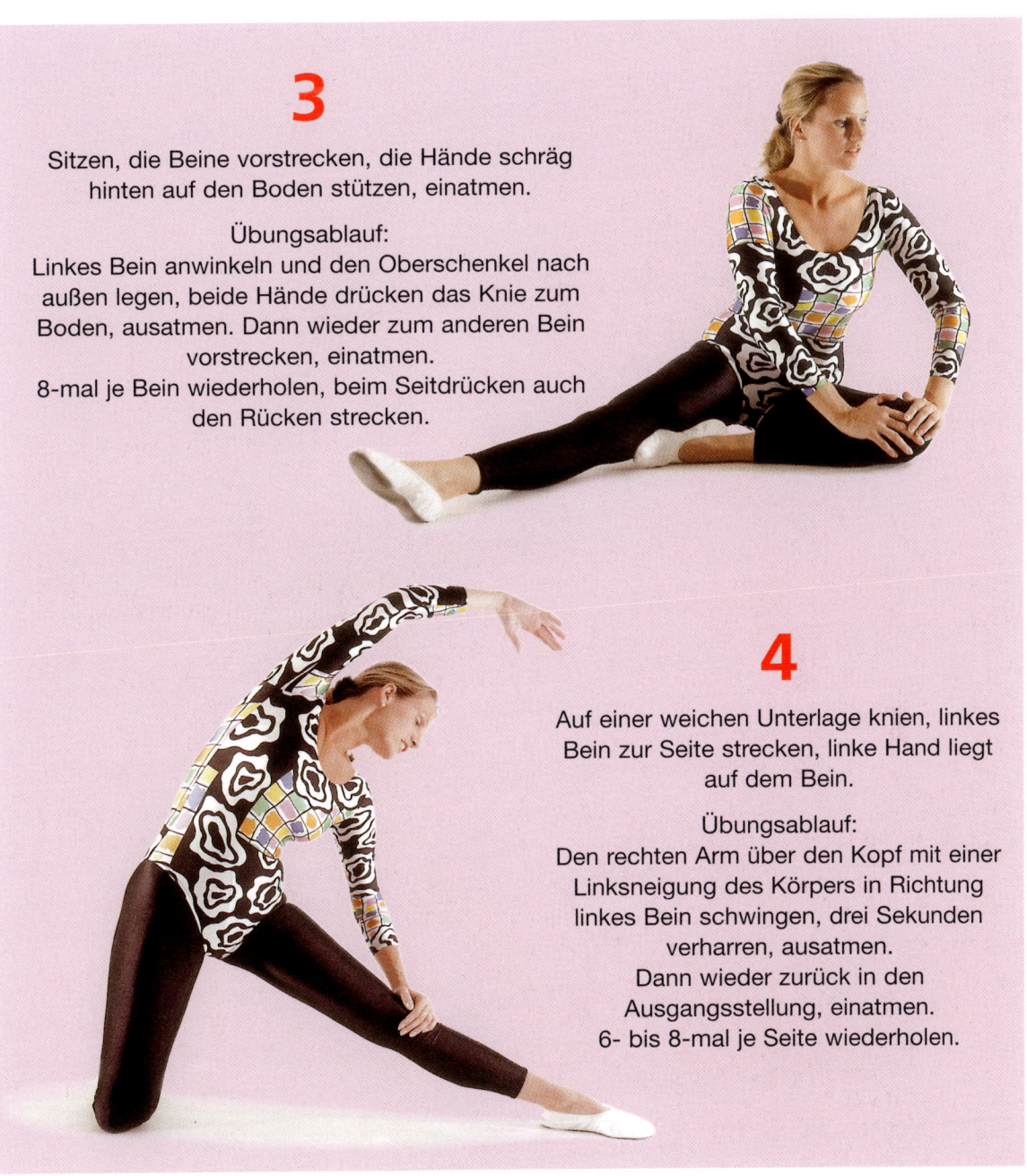

3

Sitzen, die Beine vorstrecken, die Hände schräg
hinten auf den Boden stützen, einatmen.

Übungsablauf:
Linkes Bein anwinkeln und den Oberschenkel nach
außen legen, beide Hände drücken das Knie zum
Boden, ausatmen. Dann wieder zum anderen Bein
vorstrecken, einatmen.
8-mal je Bein wiederholen, beim Seitdrücken auch
den Rücken strecken.

4

Auf einer weichen Unterlage knien, linkes
Bein zur Seite strecken, linke Hand liegt
auf dem Bein.

Übungsablauf:
Den rechten Arm über den Kopf mit einer
Linksneigung des Körpers in Richtung
linkes Bein schwingen, drei Sekunden
verharren, ausatmen.
Dann wieder zurück in den
Ausgangsstellung, einatmen.
6- bis 8-mal je Seite wiederholen.

5

Auf der linken Seite liegen, die Beine sind gestreckt, auf den linken Unterarm stützen.

Übungsablauf:
Mit dem rechten Bein Schwimmtempi ausführen – anwinkeln, hochstrecken und senken, Beine schließen.
Hochstrecken = einatmen.
Schließen = ausatmen.
10-mal üben, dann auf die andere Seite rollen, mit dem rechten Bein weiterüben.

6

Bauchlage, entweder flach liegen oder auf den linken Unterarm stützen, Beine strecken.

Übungsablauf:
Rechten Unterschenkel hochkippen, die rechte Hand fasst am Rist des Fußes und drückt die Ferse in Richtung Sitzfläche, 3 Sekunden andrücken, ausatmen, dann wieder strecken. Je Bein 6-mal wiederholen, dann die Unterschenkel abwechselnd und leicht gegen den Po schleudern, also Kniegelenke lockern.

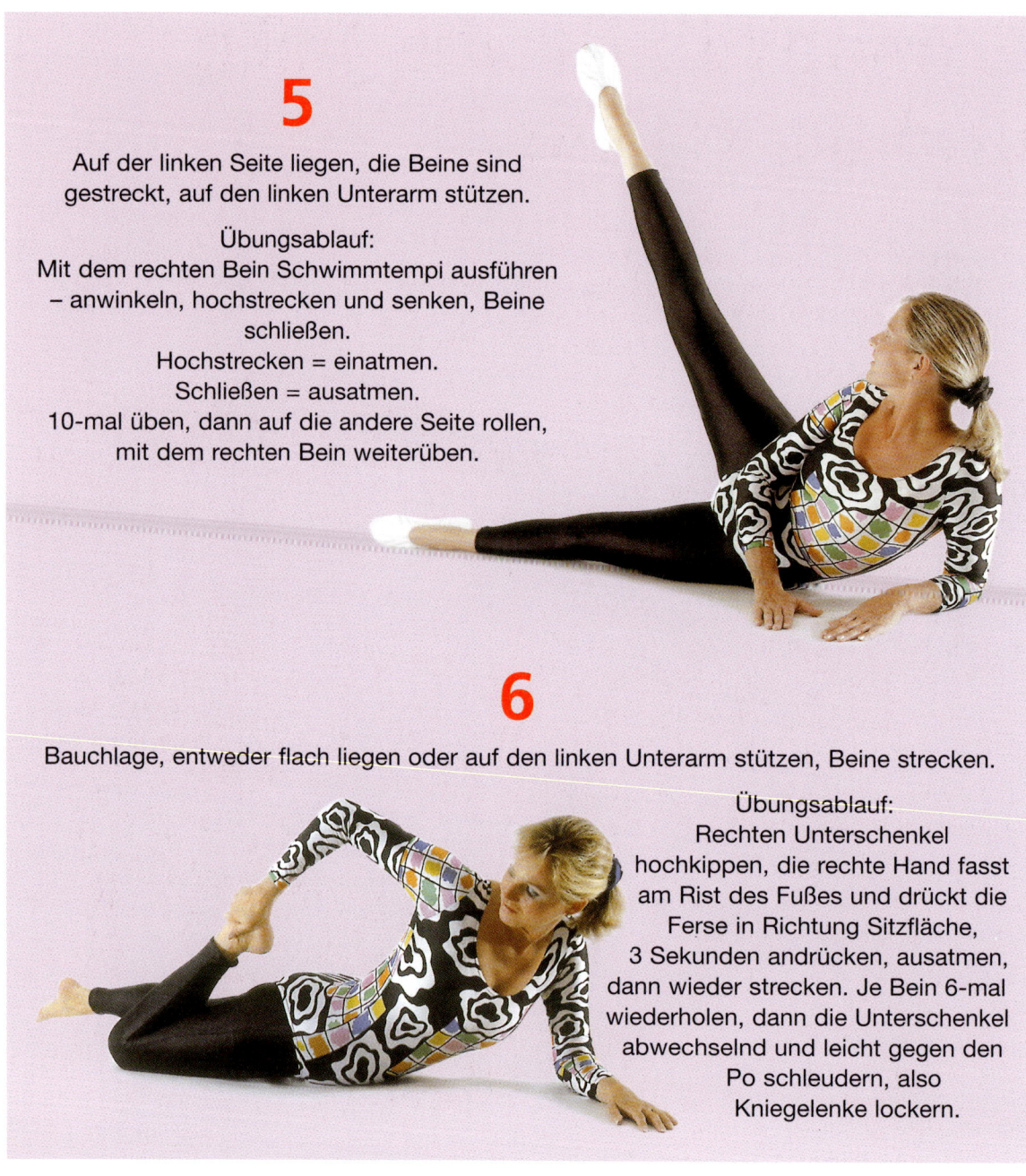

Gymnastik für die Taille und Sitzfläche

Schlankrollen heißt das Zauberwort! Die Eigenart der Fettpolster ist es nun einmal, gerade dort »sesshaft« zu werden, wo man sie am schwersten wieder los wird: rund um die Hüftpartie, an der Taille und an der Sitzfläche.

Sinn der hier speziell erprobten Übungen ist es:

- durch das Hin- und Herrollen eine Massagewirkung zu erzielen,
- die Durchblutung anzuregen und damit den Fettabbau möglich zu machen,
- rund um die Körpermitte elastisch zu werden und zu bleiben.

Man nutzt zugleich durchblutungsanregende Massage und Gymnastik, damit die Taille rundum beweglich wird.

Denn was hilft eine noch so dünne Körpermitte, wenn sie steif wirkt?

Wo bleibt die Bewegungsfreude und eine rasche Reaktionsfähigkeit zum Beispiel beim Stürzen, wenn man nicht instinktiv um die Taille nachgeben kann, um eine schlimmere Verletzung zu vermeiden?

Eine zu weiche Unterlage würde selbstverständlich die gewünschte Massagewirkung vermindern.

Doch soll der Boden auch nicht zu hart sein, damit Ihr Übungseifer anhält.

Es kommt nur auf den ersten Versuch an!

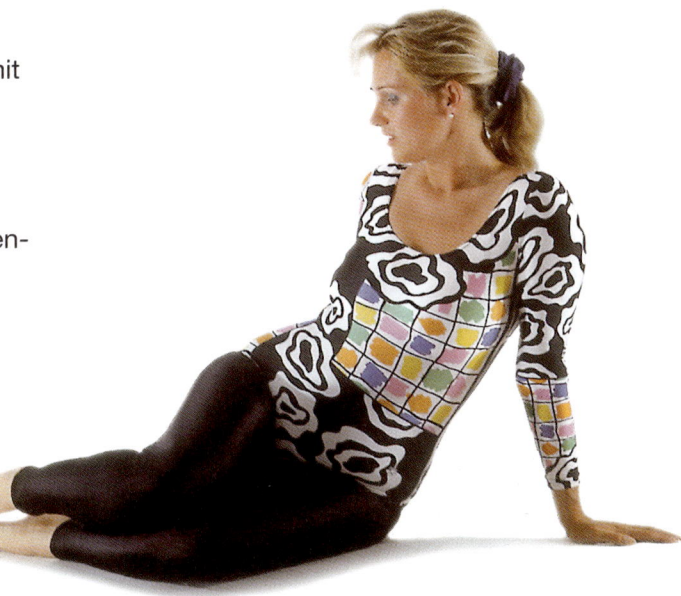

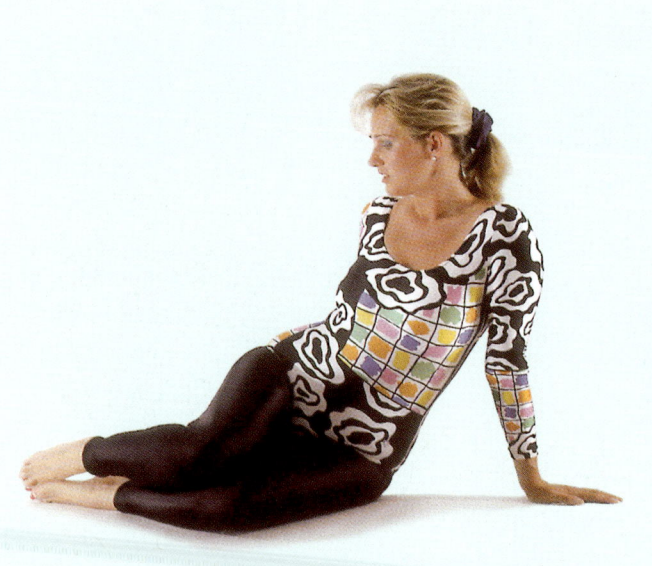

1

Sitzen, die Beine anwinkeln, die Füße nahe zum Becken stellen und während des Rollens angewinkelt halten. Hände hinten aufstützen.

Übungsablauf:
Die Oberschenkel links zum Boden senken, um die Taille nachgeben, die Hände bleiben aufgestützt, ausatmen. Dann mit aneinander gedrückten Oberschenkeln auf die andere Seite rollen, Knie bis zum Boden senken, einatmen.
So geht es 20-mal hin und her.

2

Beine lang gestreckt lassen, die Arme zum Gleichgewichthalten nach vorn heben.

Übungsablauf:
Auf der Sitzfläche hin und her rollen, abwechselnd die eine, dann die andere Seite heben, die Hüftseite hochziehen.
Geht's nach links, dann ausatmen, also auch den Atmungsrhythmus beachten.
20-mal rollen, dann vorneigen und entspannen.

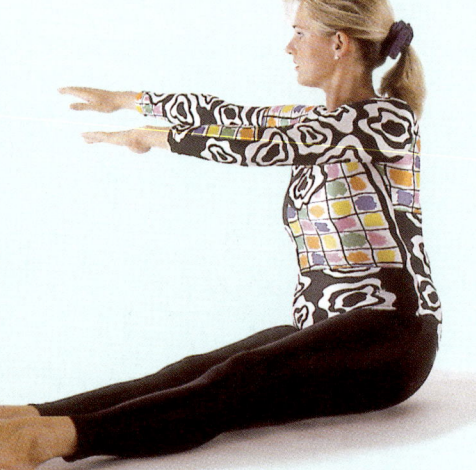

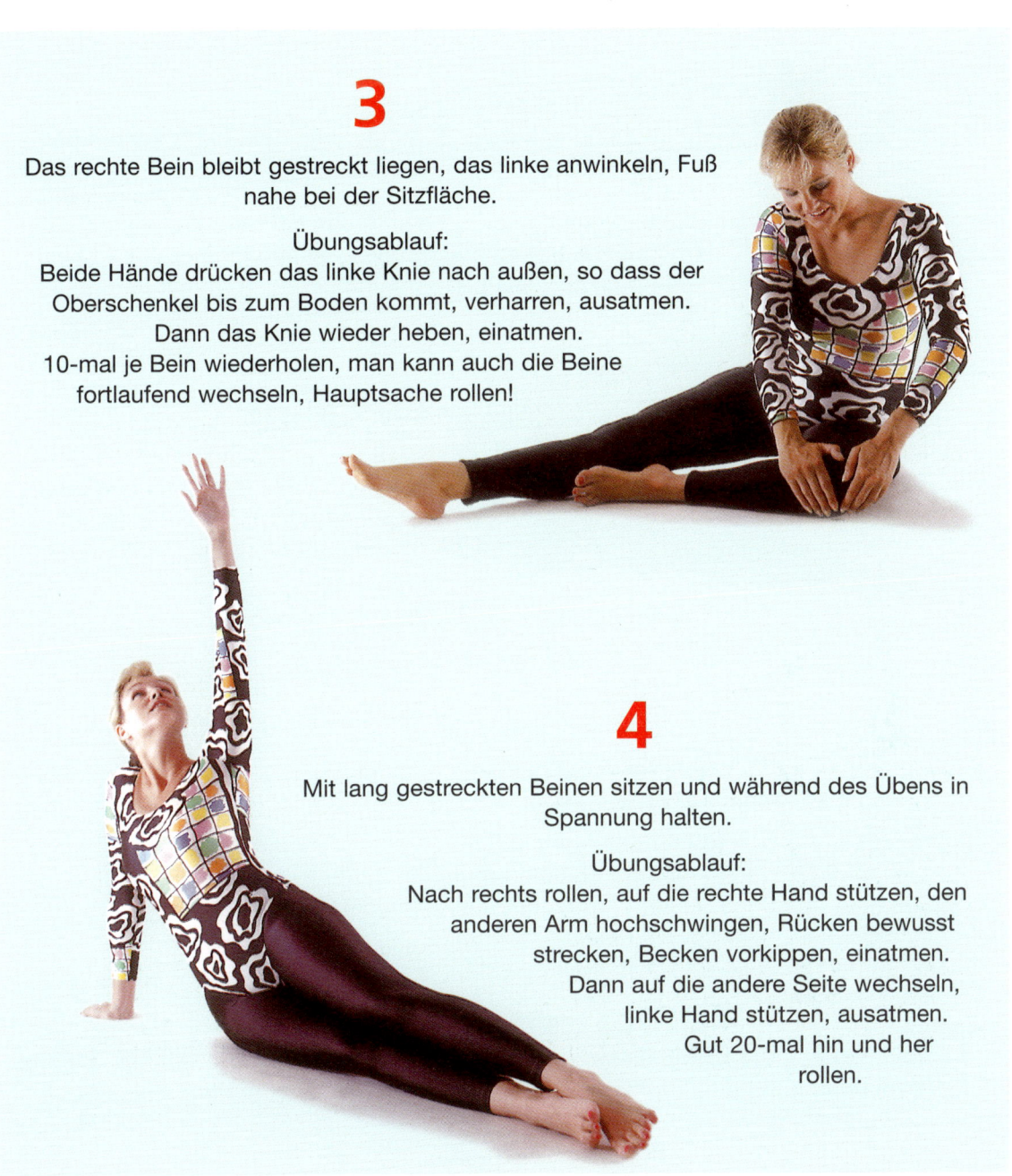

3

Das rechte Bein bleibt gestreckt liegen, das linke anwinkeln, Fuß nahe bei der Sitzfläche.

Übungsablauf:
Beide Hände drücken das linke Knie nach außen, so dass der Oberschenkel bis zum Boden kommt, verharren, ausatmen.
Dann das Knie wieder heben, einatmen.
10-mal je Bein wiederholen, man kann auch die Beine fortlaufend wechseln, Hauptsache rollen!

4

Mit lang gestreckten Beinen sitzen und während des Übens in Spannung halten.

Übungsablauf:
Nach rechts rollen, auf die rechte Hand stützen, den anderen Arm hochschwingen, Rücken bewusst strecken, Becken vorkippen, einatmen.
Dann auf die andere Seite wechseln, linke Hand stützen, ausatmen.
Gut 20-mal hin und her rollen.

5

Sitzen, die Beine vorstrecken, die Arme in Schulterhöhe zur Seite halten.

Übungsablauf:
Oberkörper nach links senken, beide Hände auf den Boden stützen, das rechte Bein schwingt nach hinten aus, ausatmen.
Wieder hochkommen, aufrichten, einatmen.
Dann geht's nach rechts unten.
10-mal rollen, pausieren, wiederholen.

6

Die Beine nur wenig gegrätscht, aber gestreckt legen, beide Hände schräg hinten aufstützen.

Übungsablauf:
Das rechte Bein in hohem Bogen und mit Schwung übers linke legen, extrem nach links rollen, die Hände bleiben auf dem Boden (Drehung um die Taille!), ausatmen. Bein wieder im Bogen zurücknehmen, einatmen. 10-mal je Bein bzw. Richtung wiederholen.

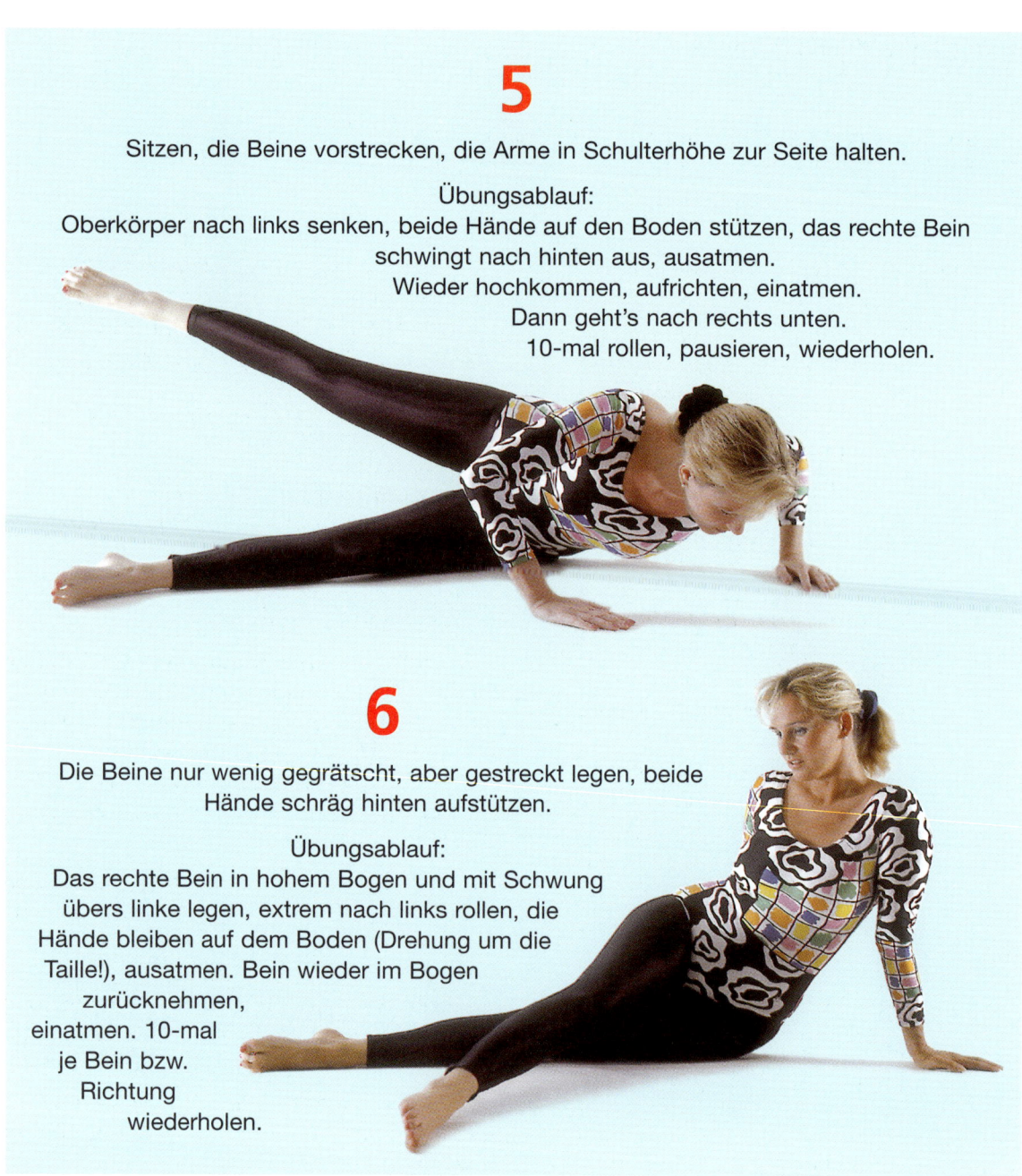

Dehnen – ein wichtiger Punkt

Stretching fehlt in keinem vollkommenen Übungsprogramm, ist es doch ein bedeutender Teil jeder vernünftigen Körperschulung. Mitunter wird nur noch Stretching bevorzugt und so werden von Anfang an noch mangelhaft durchblutete Muskeln und starre Gelenke zu einer Höchstleistung angehalten. Kein Wunder, wenn es dann besonders bei Untrainierten zu Muskelzerrung, Muskelfaserriss und ähnlichen Folgeerscheinungen kommt.

Grundsätzlich muss jede sportliche Betätigung durch eine sogenannte Aufwärmphase gestartet werden. Kein vernünftiger Tennisspieler wird ohne Vorbereitung der Muskeln und Gelenke ein Match beginnen, kein Leichtathlet mit Volldampf losrennen, bevor er sich nicht »aufgelockert« hat. Alle plötzlich erfolgenden Reaktionen und Anforderungen an die noch »schlafenden« Muskeln würden zu einer Konter-Reaktion führen, also genau das Gegenteil bewirken. Das gilt auch für die gymnastische Schulung des Körpers.

Zur Erinnerung: Es wurde bereits empfohlen, bevor Sie sich zum Beispiel zur Festigung des Pos auf den Boden setzen und rollen, eine leichte Schwungübung zu machen.

Mit Hinsicht darauf, dass Muskeln, Gelenke und der gesamte Organismus mehr trainierbar und belastbar sind, wenn sie Zug um Zug hingeführt werden, leuchtet es ein, dass Stretching allein zu wenig ist, aber doch zum Wesentlichen des Ganzkörpertrainings gehört.

Sinn dieser Dehnübungen ist es,

- verkürzte Muskeln zu dehnen,
- die Elastizität zu fördern,
- die Muskeln reaktionsfähig und kräftig zu machen und
- – für unser Ziel besonders wichtig – die Muskeln zu straffen.

Alle Dehnübungen müssen langsam erfolgen. In der Zielphase soll man für den Anfang zumindest 5 Sekunden verharren, denn nur so kommt eine Dehnwirkung zustande.
Bereits nach einigem Üben wird die Dehnphase bis zu zehn Sekunden möglich sein.

Ein bisschen Umdenken ist angebracht, denn noch immer sind viele der Ansicht, dass nur durch Temposteigerung und Schweißausbruch ein optimales Üben gegeben ist.
Gewiss, Herz und Kreislauf werden auf andere Art gefordert, doch wo bleiben die übrigen Pluspunkte einer vernünftigen Gymnastik?

Beginnen Sie also – nach 2 oder 3 aufwärmenden Schwungübungen – mit gezielt wirksamem Stretching!

1

Füße zusammen, die Arme seitlich hängen lassen, Rücken strecken, einatmen.

Übungsablauf:
Die Knie beugen, bewusst vordrücken, ein »Ziehen« an den Waden spüren, die Hände hinter den Beinen schließen, verharren, ausatmen.
Langsam wieder aufrichten, Beine strecken, einatmen.
Mehrmals wiederholen, das Becken immer tiefer senken.

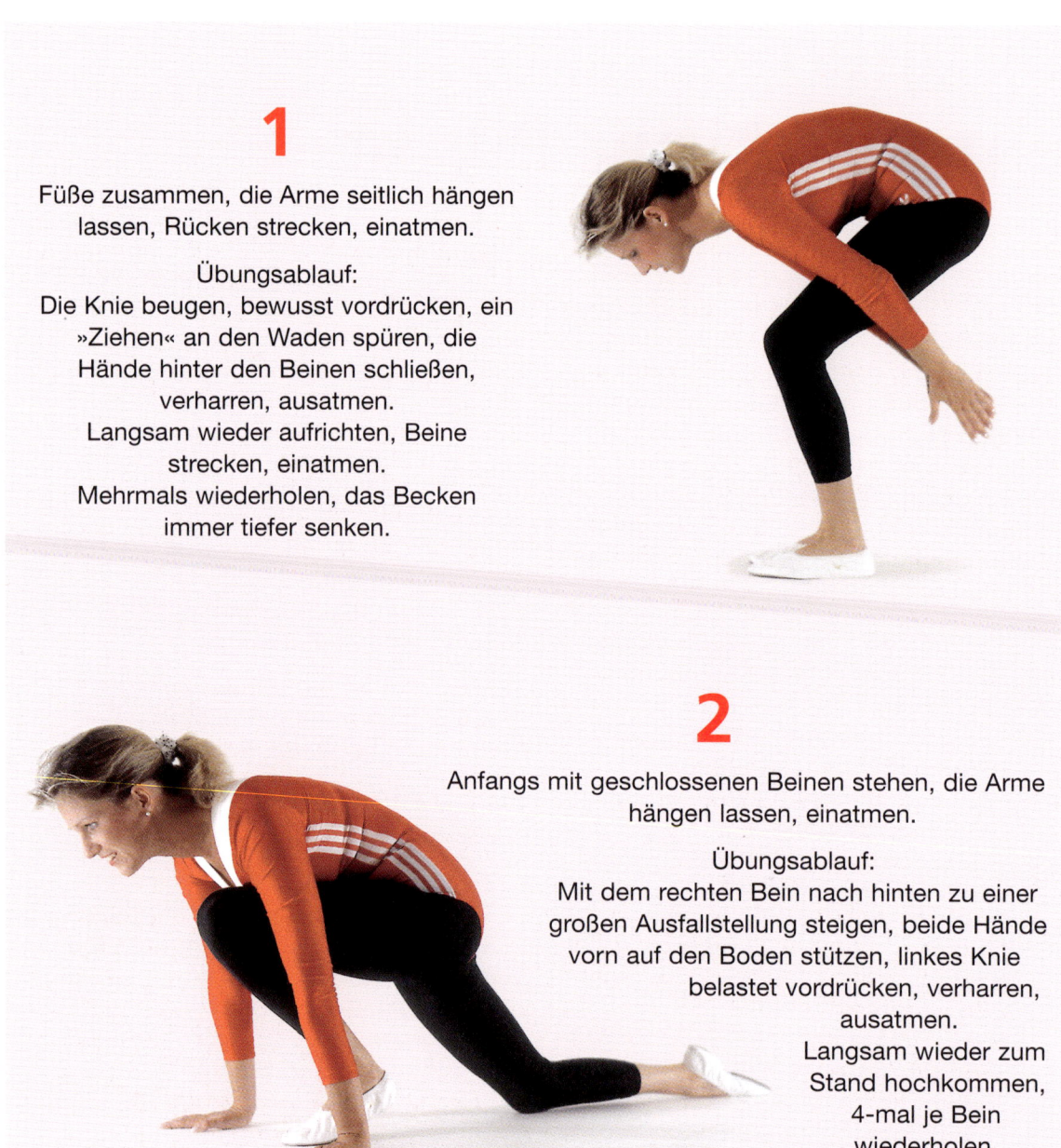

2

Anfangs mit geschlossenen Beinen stehen, die Arme hängen lassen, einatmen.

Übungsablauf:
Mit dem rechten Bein nach hinten zu einer großen Ausfallstellung steigen, beide Hände vorn auf den Boden stützen, linkes Knie belastet vordrücken, verharren, ausatmen.
Langsam wieder zum Stand hochkommen, 4-mal je Bein wiederholen.

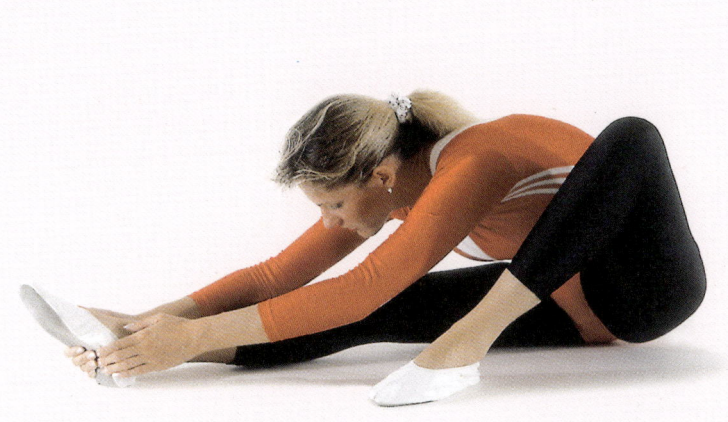

3

Sitzen, rechtes Bein langstrecken, das linke steht angewinkelt nahe beim Becken, Arme zur Seite strecken.

Übungsablauf: Oberkörper vorneigen, linkes Knie nach außen kippen, beide Hände vor zum rechten Fuß, Kopf senken, verharren, ausatmen. Wieder aufrichten, einatmen. 4-mal wiederholen, dann Beinwechsel und weiterüben.

4

Sitzen, ein Bein anwinkeln, Fuß vom Boden heben, beide Hände halten am Mittelfuß fest.

Übungsablauf: Das angewinkelte Bein durchstrecken wollen, je höher umso besser, ausatmen, verharren. Langsam wieder anwinkeln, den Rücken aufrichten, einatmen. Mehrmals wiederholen, die Dehnphase immer länger halten wollen. Ebenso mit dem anderen Bein »dehnen«.

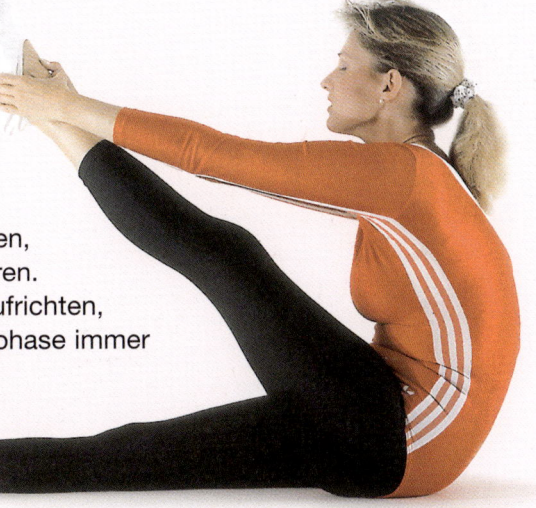

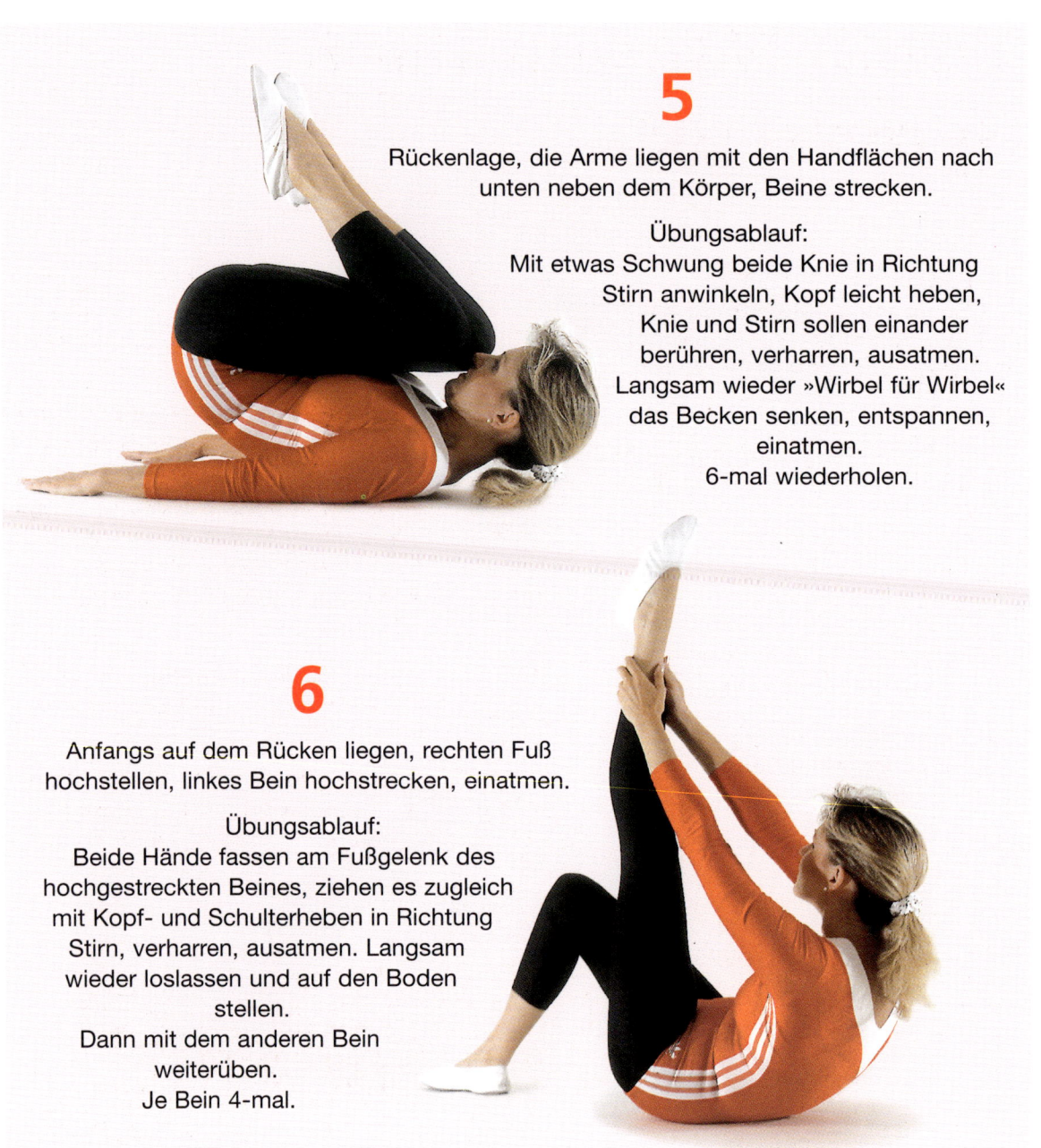

5

Rückenlage, die Arme liegen mit den Handflächen nach unten neben dem Körper, Beine strecken.

Übungsablauf:
Mit etwas Schwung beide Knie in Richtung Stirn anwinkeln, Kopf leicht heben, Knie und Stirn sollen einander berühren, verharren, ausatmen. Langsam wieder »Wirbel für Wirbel« das Becken senken, entspannen, einatmen.
6-mal wiederholen.

6

Anfangs auf dem Rücken liegen, rechten Fuß hochstellen, linkes Bein hochstrecken, einatmen.

Übungsablauf:
Beide Hände fassen am Fußgelenk des hochgestreckten Beines, ziehen es zugleich mit Kopf- und Schulterheben in Richtung Stirn, verharren, ausatmen. Langsam wieder loslassen und auf den Boden stellen.
Dann mit dem anderen Bein weiterüben.
Je Bein 4-mal.

Guten Morgen dank Gymnastik

Sie brauchen durchaus kein »Morgenmuffel« zu sein, wenn Aufstehen, der Wechsel aus der Horizontale in die Senkrechte, Tag für Tag schwer fällt.

Längst ist erwiesen, dass ein plötzliches Aus-dem-Betthüpfen mit tollem Kniebeuge-Training in rasantem Tempo physiologisch falsch ist.

Niemand käme auf die Idee, sein Auto mit Vollgas loszujagen, solange der Motor noch »kalt« ist.

Daher sollte man auch mit dem eigenen Motor Herz schonender umgehen.

Die Gründe, weshalb Aufstehen mitunter schwer fällt, sind zum Beispiel ein niedriger Blutdruck, der bei schnellem Aufrichten zu Schwindelgefühl führt, aber auch Schlafstörungen durch vollen Magen, nervliche Belastung und Sorgen. Auch das Gefühl, nicht gebraucht zu werden und ohne Verpflichtung in den Tag hineinzugleiten, fördert nicht die Lust, sich einem neuen Tag zu stellen.

Wachatmen – Wachbewegen noch vor dem Aufstehen, noch im Bett liegend, bringt den Kreislauf und die Muskeln sanft in Schwung. Die erste und einzige energische Bewegung ist das Wegschleudern der Bettdecke, sich also Bewegungsfreiheit verschaffen – und schon kann's losgehen.

Bedenken Sie, dass dieses Üben auch dann wertvoll ist, wenn man rekonvaleszent ist.

Auch im Wochenbett sollen die Tage nach der Entbindung zu dieser körperlichen Aktivität genutzt werden.

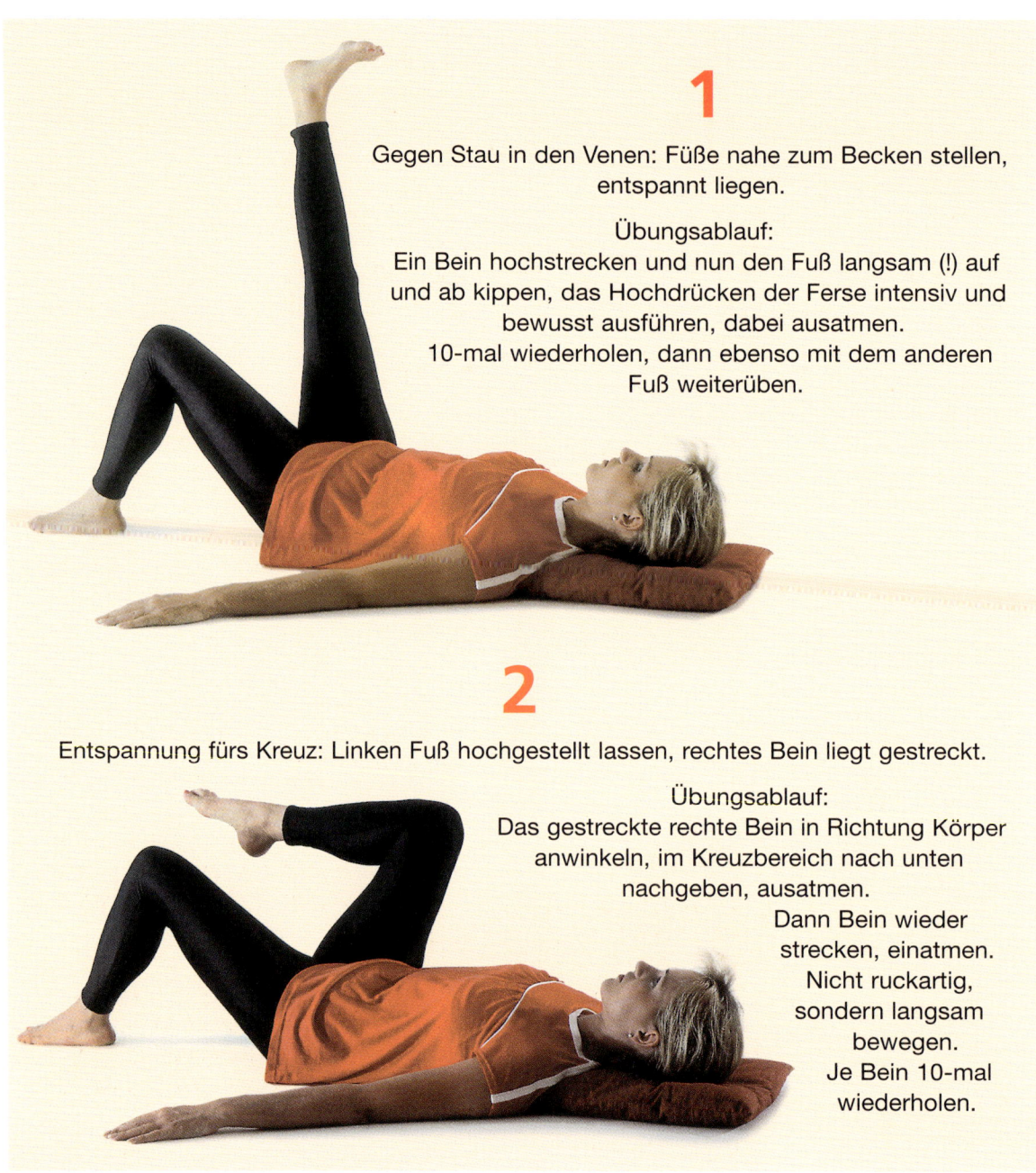

1

Gegen Stau in den Venen: Füße nahe zum Becken stellen, entspannt liegen.

Übungsablauf:
Ein Bein hochstrecken und nun den Fuß langsam (!) auf und ab kippen, das Hochdrücken der Ferse intensiv und bewusst ausführen, dabei ausatmen.
10-mal wiederholen, dann ebenso mit dem anderen Fuß weiterüben.

2

Entspannung fürs Kreuz: Linken Fuß hochgestellt lassen, rechtes Bein liegt gestreckt.

Übungsablauf:
Das gestreckte rechte Bein in Richtung Körper anwinkeln, im Kreuzbereich nach unten nachgeben, ausatmen.
Dann Bein wieder strecken, einatmen.
Nicht ruckartig, sondern langsam bewegen.
Je Bein 10-mal wiederholen.

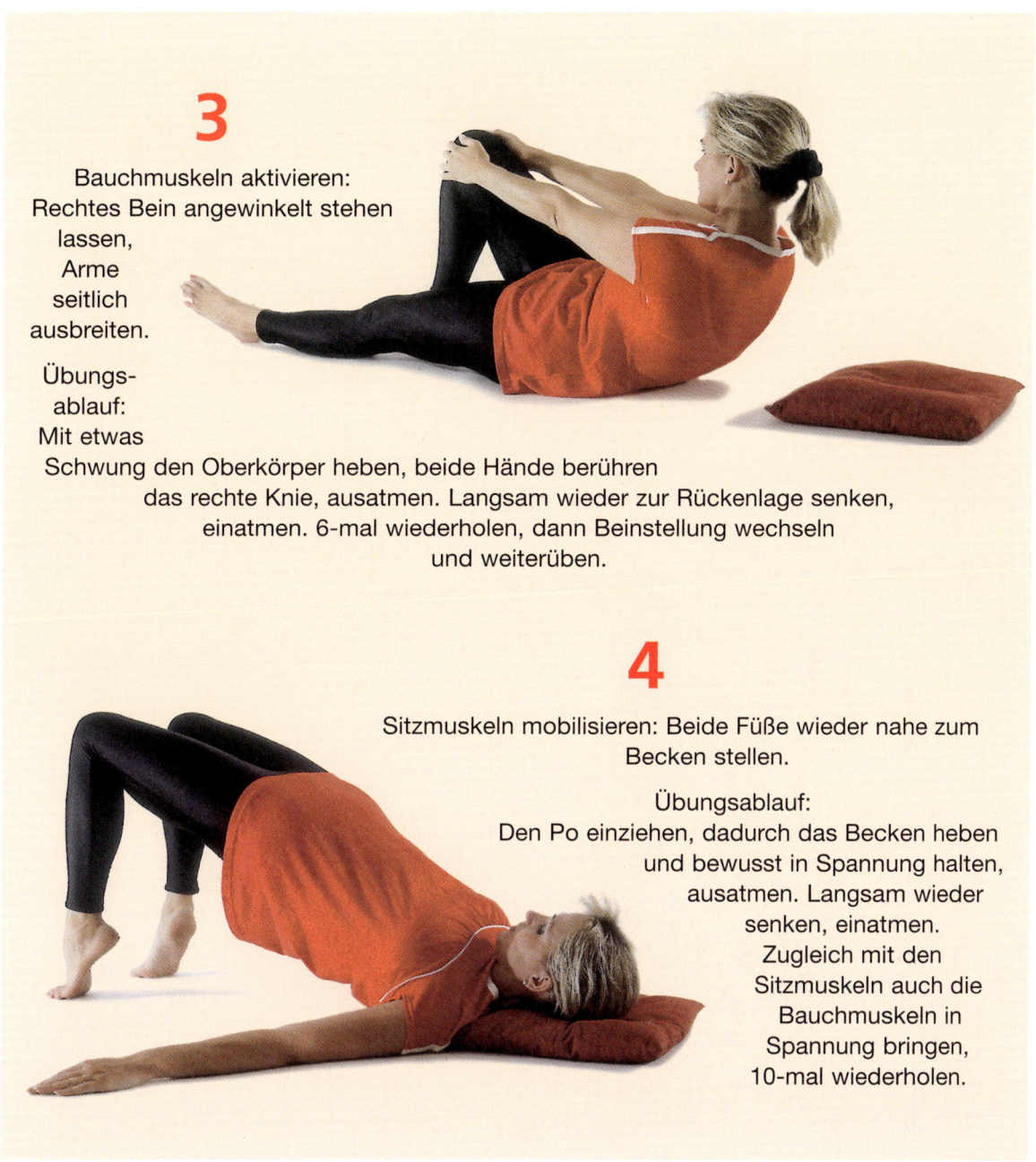

3

Bauchmuskeln aktivieren:
Rechtes Bein angewinkelt stehen
lassen,
Arme
seitlich
ausbreiten.

Übungs-
ablauf:
Mit etwas
Schwung den Oberkörper heben, beide Hände berühren
das rechte Knie, ausatmen. Langsam wieder zur Rückenlage senken,
einatmen. 6-mal wiederholen, dann Beinstellung wechseln
und weiterüben.

4

Sitzmuskeln mobilisieren: Beide Füße wieder nahe zum
Becken stellen.

Übungsablauf:
Den Po einziehen, dadurch das Becken heben
und bewusst in Spannung halten,
ausatmen. Langsam wieder
senken, einatmen.
Zugleich mit den
Sitzmuskeln auch die
Bauchmuskeln in
Spannung bringen,
10-mal wiederholen.

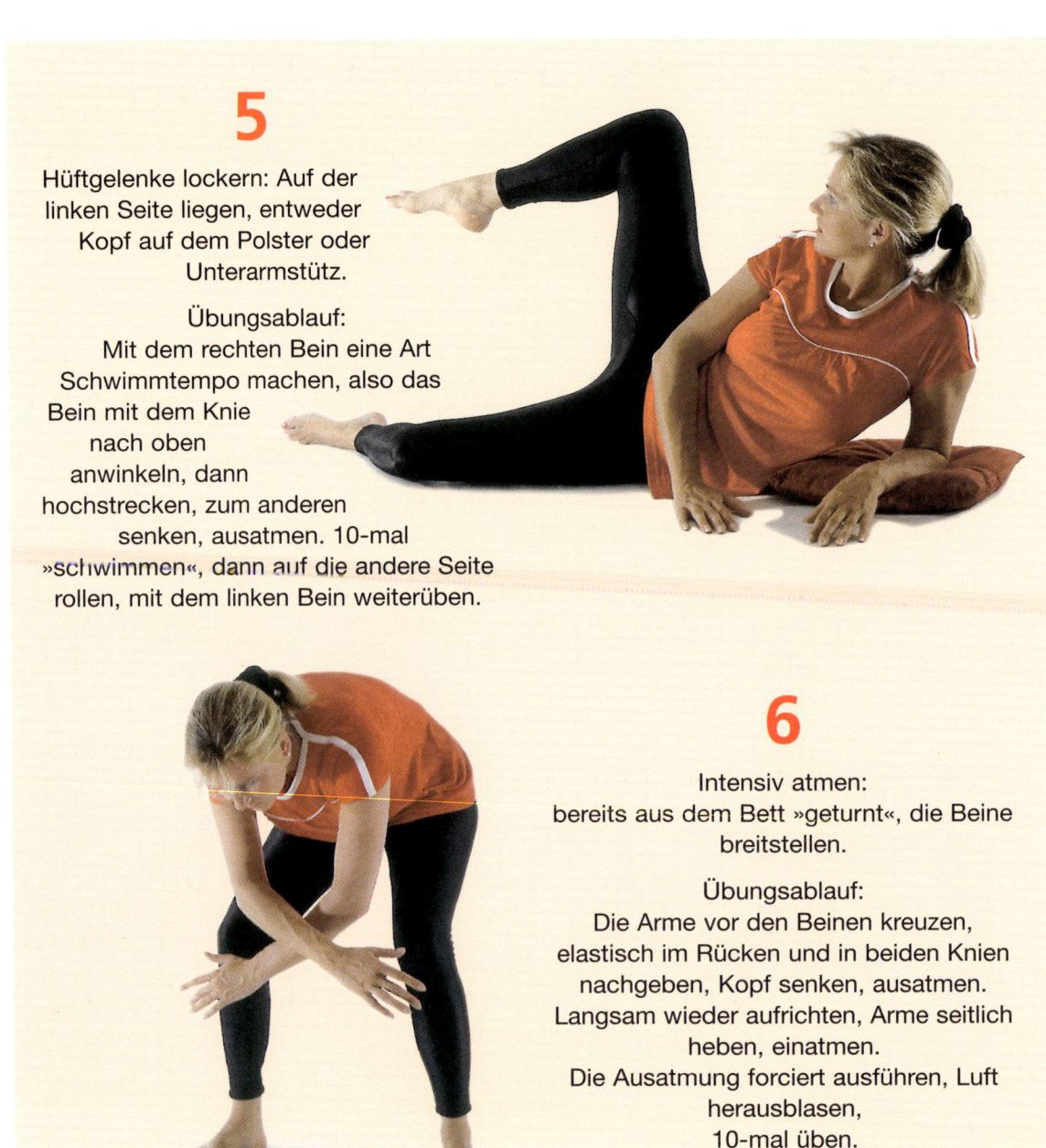

5

Hüftgelenke lockern: Auf der linken Seite liegen, entweder Kopf auf dem Polster oder Unterarmstütz.

Übungsablauf:
Mit dem rechten Bein eine Art Schwimmtempo machen, also das Bein mit dem Knie nach oben anwinkeln, dann hochstrecken, zum anderen senken, ausatmen. 10-mal »schwimmen«, dann auf die andere Seite rollen, mit dem linken Bein weiterüben.

6

Intensiv atmen:
bereits aus dem Bett »geturnt«, die Beine breitstellen.

Übungsablauf:
Die Arme vor den Beinen kreuzen, elastisch im Rücken und in beiden Knien nachgeben, Kopf senken, ausatmen. Langsam wieder aufrichten, Arme seitlich heben, einatmen.
Die Ausatmung forciert ausführen, Luft herausblasen,
10-mal üben.

Fit durch den Berufsalltag

Laut Statistik verbringen die meisten Menschen ihre Arbeitszeit im Sitzen.

Denken Sie an die Tätigkeit am Schreibtisch, beim Computer, bei Handarbeiten, bei wissenschaftlichen Arbeiten, um nur einige zu nennen.

Ohne Zweifel ist Sitzendürfen für die Beine weniger belastend als Stehenmüssen, doch hat auch Sitzen seine Tücken!

Die andauernde Inaktivität der Muskeln lässt den Körper erschlaffen, vor allem jene Zonen, die uns besonders beeinträchtigen: Bauch, Po, Oberschenkel, Rücken.

Andererseits verkrampfen jene Muskelpartien, die ständig »im Einsatz« sind, zum Beispiel der Nacken und die Schultern.

Man fühlt sich nach einem sitzend verbrachten Tag müde und ist kaum in der Lage, die nach Feierabend anstehenden Arbeiten, z. B. im Haushalt, zu erfüllen. Auch zu fröhlicher Geselligkeit ist man nicht aufgelegt.

Lassen Sie es erst gar nicht so weit kommen! Schon während der Bürostunden kann man zwischendurch immer wieder etwas zur Aufmunterung der Körpers, aber auch zur Entspannung überforderter Muskeln tun. Hier ist nicht schweißtreibendes Körpertraining angesagt, dies wäre weder sinnvoll noch der richtige Zeitpunkt.

Jetzt geht es um eine Art Soforthilfe, die rechtzeitig genutzt werden kann. Keine Sorge, die Bürokollegen werden Sie nicht belächeln, sondern für die Anregung dankbar sein.

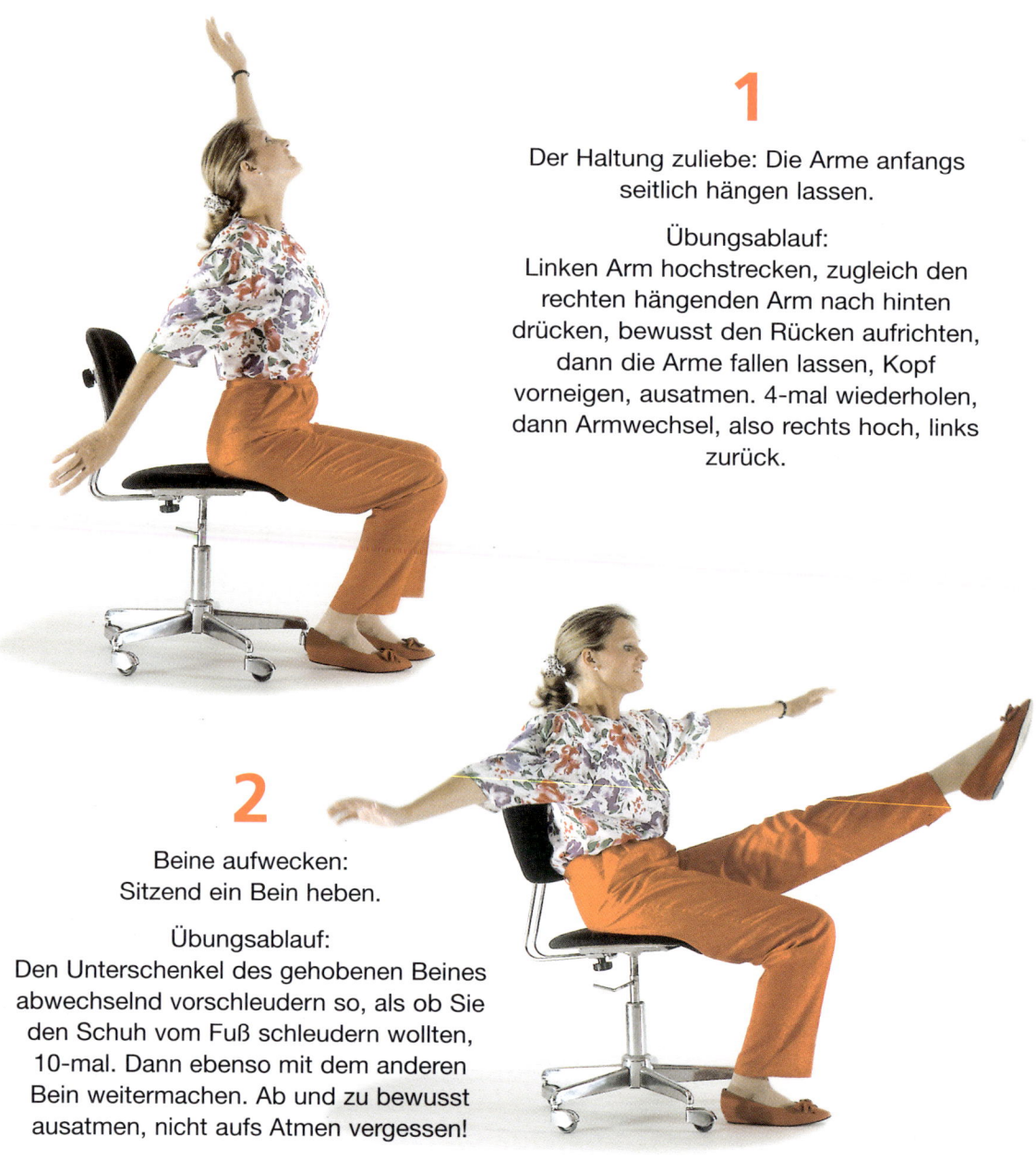

1

Der Haltung zuliebe: Die Arme anfangs seitlich hängen lassen.

Übungsablauf:
Linken Arm hochstrecken, zugleich den rechten hängenden Arm nach hinten drücken, bewusst den Rücken aufrichten, dann die Arme fallen lassen, Kopf vorneigen, ausatmen. 4-mal wiederholen, dann Armwechsel, also rechts hoch, links zurück.

2

Beine aufwecken:
Sitzend ein Bein heben.

Übungsablauf:
Den Unterschenkel des gehobenen Beines abwechselnd vorschleudern so, als ob Sie den Schuh vom Fuß schleudern wollten, 10-mal. Dann ebenso mit dem anderen Bein weitermachen. Ab und zu bewusst ausatmen, nicht aufs Atmen vergessen!

3

Sitzmuskeln straffen:
Sitzen, mit beiden Händen von
außen am Stuhl festhalten, die
Unterschenkel stehen senkrecht
zum Boden.

Übungsablauf:
Becken langsam heben, die Beine
strecken (wollen), dabei ausatmen,
3 Sekunden so verharren.
Dann langsam wieder zum Sitzen
kommen, Rücken aufrichten,
einatmen.
Mehrmals wiederholen.

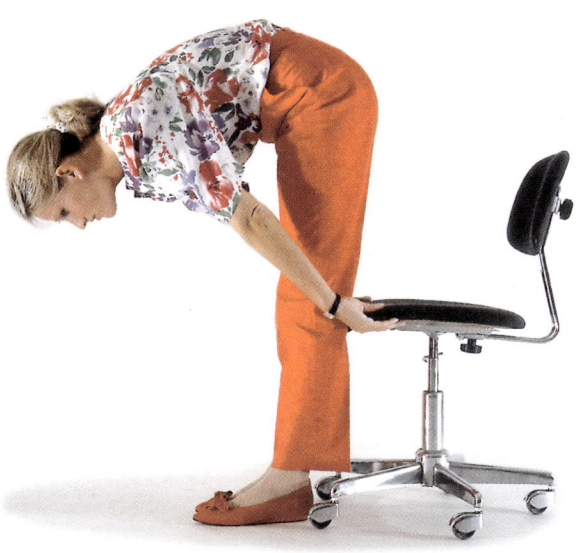

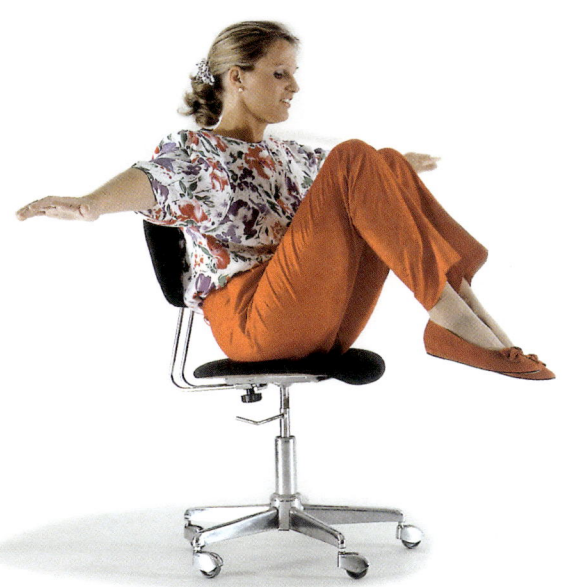

4

Bauchmuskeln aktivieren:
Die Beine stehen angewinkelt, Arme
seitheben, Gleichgewicht halten.

Übungsablauf:
Beide Knie in Richtung Oberkörper
heben, in dieser Stellung 3 Sekunden
verharren, ausatmen.
Die Füße langsam wieder zum Boden
stellen, Rücken aufrichten, einatmen.
10-mal sehr langsam, dann 10-mal in
schneller Folge üben.

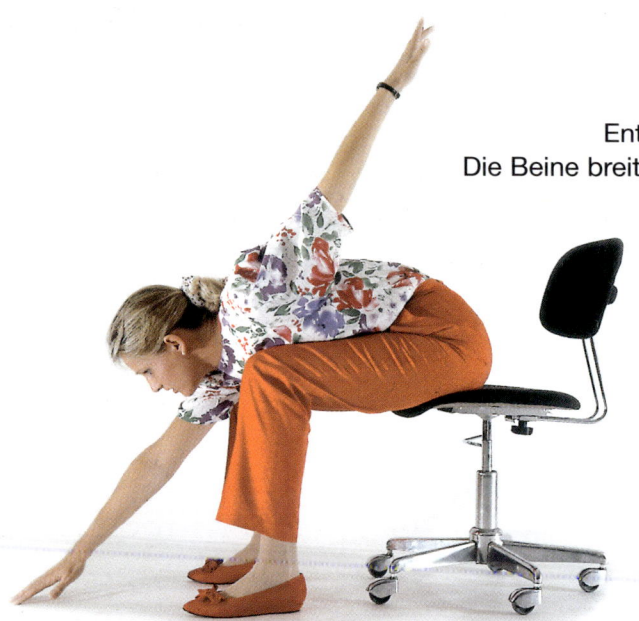

5

Entspannung fürs »Kreuz«:
Die Beine breitstellen, beide Arme hochstrecken.

Übungsablauf:
Oberkörper vorneigen, die rechte
Hand weit nach vorn zum Boden
legen, Kopf vorneigen, ausatmen,
verharren.
Sich langsam wieder aufrichten, Arm
heben, einatmen.
4-mal wiederholen, dann Armhaltung
wechseln und 4-mal weiterüben.

6

Den Schultern zuliebe:
Ein Buch ist schnell zur Hand, nutzen Sie's als
Hilfsgerät! Mit beiden Händen fassen.

Übungsablauf:
Arme heben und das Buch in Richtung Hinterkopf
senken, also Ellbogen abwinkeln, dadurch die
Schultern weit nach hinten bringen, einatmen.
Dann die Arme und das Buch wieder
vorschwingen, senken, Kopf hängen lassen,
ausatmen.
Mehrmals üben.

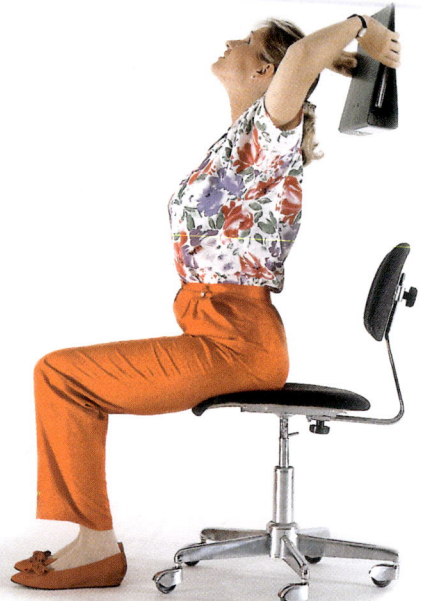

Können Sie sich entspannen?

Es muss gleich betont werden, dass es sich bei dem Begriff Entspannung nicht um ein Ablenken vom Alltag, um Zerstreuung oder Unterhaltung handelt, sondern um eine totale Entspannung Ihres Körpers.

Wozu braucht man heute mehr als je zuvor die Möglichkeit zu diesem Sich-entspannen-können?

Der Alltag mit Berufsstress, Lärm und Hektik greift nicht nur die Nerven an, sondern führt zu anhaltender Muskelspannung und drückt auf die psychische Verfassung des Menschen. Gelingt es jedoch, den Körper rechtzeitig zu entspannen, tankt man so viel Energie, dass dieses kurze »Abschalten« in Verbindung mit der Konzentration auf einen einfachen Bewegungsablauf wie ein Jungbrunnen wirkt.

Wann entspannt man?

Nicht erst wenn man bereits übermüdet und unkonzentriert ist, sondern rechtzeitig und bei jeder sich bietenden Gelegenheit. Es ist mit Sicherheit ungemein nützlich, wenn man vor Prüfungen und wichtigen Entscheidungen zur Ruhe kommt, aber auch vor einem Theaterbesuch oder bevor die Gäste kommen. Es entspannt auch nach Aufregung oder Ärger, nach großer körperlicher Anstrengung und sogar nach einem erfolgreichen Tag.

Wie gelingt eine vollkommene Entspannung des Körpers?

In der sogenannten Entspannungslage! Man liegt auf der rechten Körperseite, linkes Knie angewinkelt vor dem rechten Bein auflegen, so erhält der Körper eine Stütze. Der linke Arm ruht entweder vor dem Körper oder unter dem Kopf. Nun heißt es: Augen zu, tief und regelmäßig atmen, sich fallen lassen, an nichts denken. Bereits nach kürzester Zeit spürt man das Zur-Ruhe-kommen der Nerven und die Entspannung der Muskulatur.

Diese Entspannungslage ist durchaus keine wissenschaftlich erdachte Position, kann man doch bereits Kleinkinder beobachten, die sich zum Einschlafen auf die Seite rollen. Sich zu entspannen hilft auch gegen Schlaflosigkeit aller körperlich und nervlich Überforderten.

Doch sollte man nicht erst abends im Bett liegend daran denken, sondern tagsüber jede Gelegenheit nutzen und sei es nur ein In-sich-Zusammensinken auf dem Bürostuhl ähnlich der »Kutscherhaltung« aus dem Bereich des autogenen Trainings. Am wirksamsten aber ist muskelentspannende Gymnastik, die vom Stress ablenkt und zum Körperbewusstsein hinführt.

Da jeder Entspannung eine, wenn auch geringe, Spannung vorausgehen muss, soll bei den nun folgenden Übungen darauf geachtet werden.

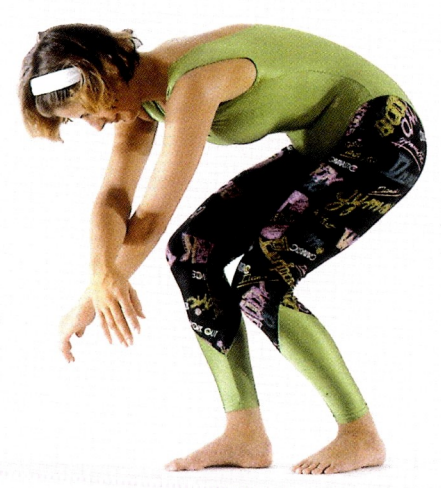

1

Kleine Schrittstellung, einen Fuß ungefähr
50 cm vor den anderen stellen, Arme in
Schulterhöhe zur Seite strecken.

Übungsablauf:
In sich zusammensinken,
die Knie geben nach, der Oberkörper neigt sich
vor, die Arme vor den Beinen gekreuzt hängen
lassen,
Kopf senken, ausatmen,
verharren.
Langsam wieder aufrichten und einatmen.
Mehrmals wiederholen.

2

Sitzen, die Beine langstrecken, die Hände schräg hinten auf den
Boden stützen, einatmen.

Übungsablauf:
Linkes Knie in Richtung Oberkörper anwinkeln, die Hände
drücken das Bein zur gesenkten Stirn, ausatmen.
Im Rückenbereich nach hinten ausweichen!
Langsam wieder strecken, aufrichten, einatmen.
Je Bein
6-mal
wiederholen.

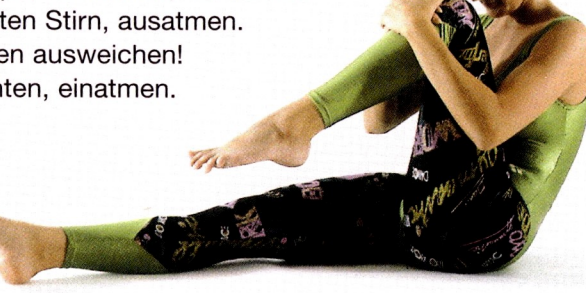

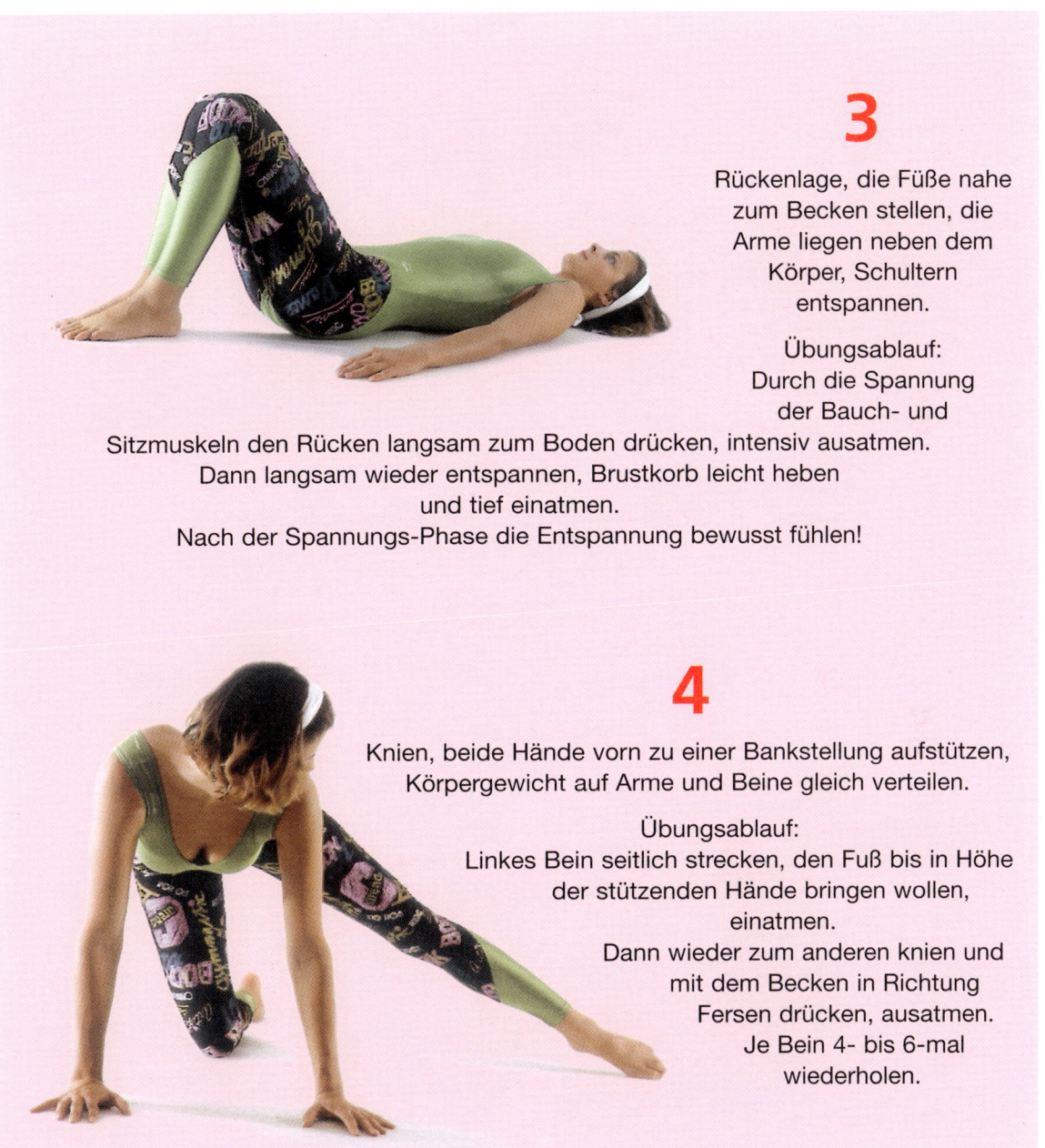

3

Rückenlage, die Füße nahe
zum Becken stellen, die
Arme liegen neben dem
Körper, Schultern
entspannen.

Übungsablauf:
Durch die Spannung
der Bauch- und
Sitzmuskeln den Rücken langsam zum Boden drücken, intensiv ausatmen.
Dann langsam wieder entspannen, Brustkorb leicht heben
und tief einatmen.
Nach der Spannungs-Phase die Entspannung bewusst fühlen!

4

Knien, beide Hände vorn zu einer Bankstellung aufstützen,
Körpergewicht auf Arme und Beine gleich verteilen.

Übungsablauf:
Linkes Bein seitlich strecken, den Fuß bis in Höhe
der stützenden Hände bringen wollen,
einatmen.
Dann wieder zum anderen knien und
mit dem Becken in Richtung
Fersen drücken, ausatmen.
Je Bein 4- bis 6-mal
wiederholen.

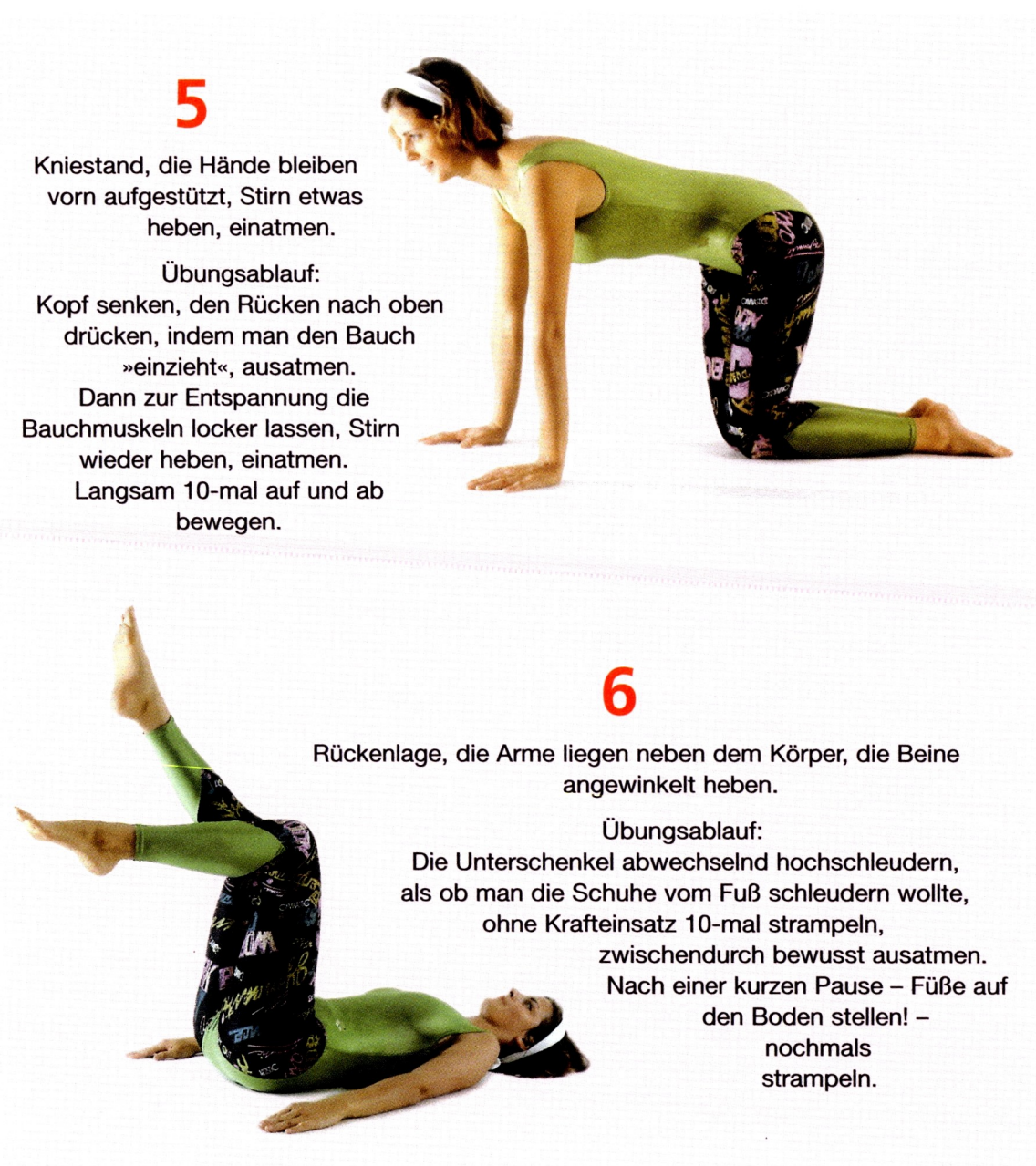

5

Kniestand, die Hände bleiben vorn aufgestützt, Stirn etwas heben, einatmen.

Übungsablauf:
Kopf senken, den Rücken nach oben drücken, indem man den Bauch »einzieht«, ausatmen.
Dann zur Entspannung die Bauchmuskeln locker lassen, Stirn wieder heben, einatmen.
Langsam 10-mal auf und ab bewegen.

6

Rückenlage, die Arme liegen neben dem Körper, die Beine angewinkelt heben.

Übungsablauf:
Die Unterschenkel abwechselnd hochschleudern, als ob man die Schuhe vom Fuß schleudern wollte, ohne Krafteinsatz 10-mal strampeln, zwischendurch bewusst ausatmen.
Nach einer kurzen Pause – Füße auf den Boden stellen! – nochmals strampeln.

Mein Nacken ist steif

Jede über Stunden gleich bleibende und somit starre Kopfhaltung führt zwangsläufig zu einer Dauerspannung in diesem Bereich.

Unwillkürlich dreht man den Kopf hin und her, neigt ihn vor und nach hinten, drückt mit den Fingern gegen die schmerzende Muskulatur, um sich Linderung zu schaffen.

Besser wäre mit Sicherheit, es erst gar nicht so weit kommen zu lassen.

Da jede Muskelverkrampfung die Durchblutung behindert, kann dies mit der Zeit zu Kopfschmerzen, Konzentrationsmangel und Arbeitsunlust führen. Aus der äußerst positiven Wechselwirkung von Spannung und Entspannung wurde eine Dauerspannung, die man zumindest als unangenehm empfindet.

Oft sind es ja nur scheinbar kleine Ursachen und Gewohnheiten, die das Wohlbefinden und damit den Arbeitseifer beeinträchtigen.
Mitunter sind auch die Wirbel im Nackenbereich nicht »wie aus dem Bilderbuch«.

Umso wichtiger ist zwischendurch Entspannung und eine die Durchblutung anregende Bewegung.

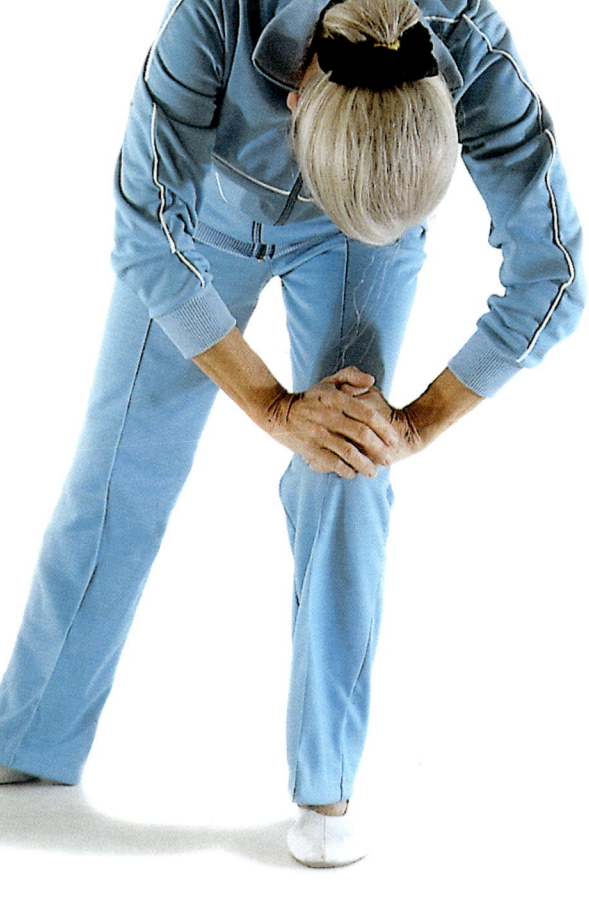

Übersieht man die ersten Anzeichen wie Unbehagen und Krampf im Nacken, wird es später wesentlich langwieriger, diese Belastung wieder zu beseitigen.

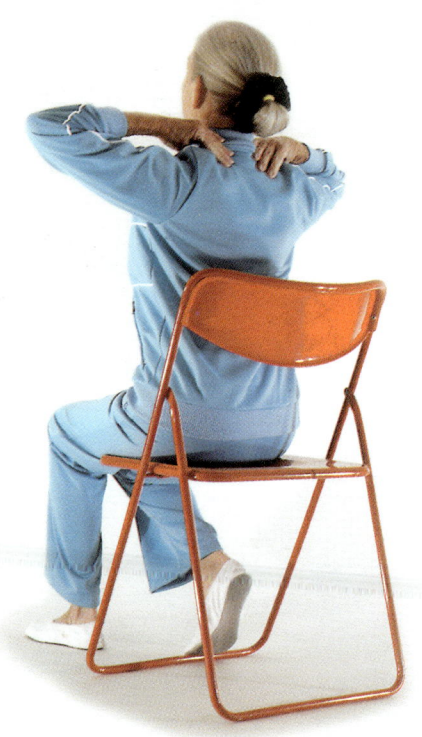

1

Auf einem sicher stehenden Stuhl sitzen, die Unterschenkel senkrecht zum Boden stellen, Kreuzbereich dadurch stützen.

Übungsablauf:
Mit ein bisschen Knet-Selbstmassage kann die Verspannung beseitigt werden. Die Hände – mit den Fingern zum Rücken – an beiden Seiten des Halses anlegen und nun die Muskeln tief greifend durchkneten, nicht nur oberflächlich kneifen.

2

Angelehnt sitzen, in den Nacken ein weiches Kissen legen, um den Halswirbeln eine Stütze zu geben – wichtig!

Übungsablauf:
Zuerst den Kopf vorhängen lassen, ein angenehmes Ziehen im Nacken spüren, das Gewicht der Arme zieht seitlich nach unten. Dann Kopf heben, Nacken anlehnen und nach hinten neigen, Augen auf! 2 – 3 Sekunden verharren, wieder vorsenken.

3

Beine breitstellen, Rücken anfangs
aufrecht, die Arme einfach neben dem
Körper hängen lassen.

Übungsablauf:
Körper nach links neigen, beide Hände
aufs linke Knie stützen, Knie leicht
beugen, Kopf bewusst hängen lassen,
verharren.
Langsam wieder aufrichten,
Bein strecken.
Dann geht es nach rechts unten.
Mehrmals wiederholen.

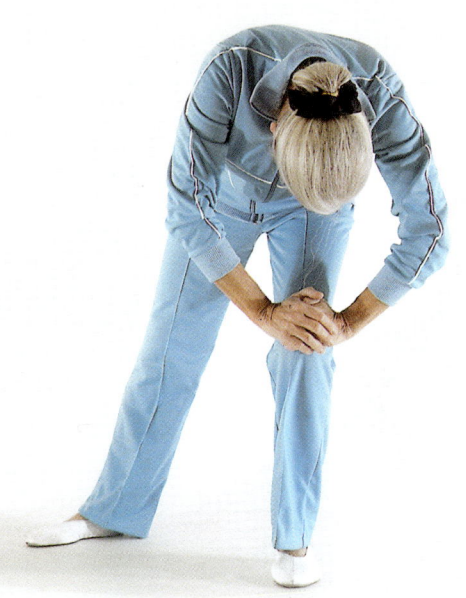

4

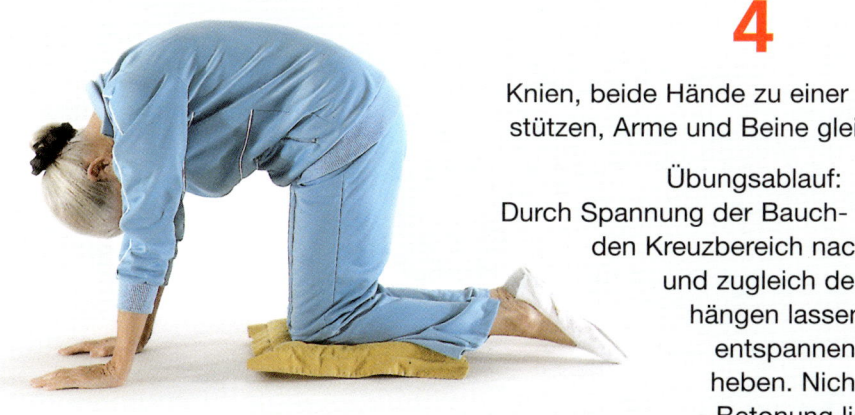

Knien, beide Hände zu einer Bankstellung
stützen, Arme und Beine gleich belasten.

Übungsablauf:
Durch Spannung der Bauch- und Pomuskeln
den Kreuzbereich nach oben drücken
und zugleich den Kopf locker
hängen lassen. Dann wieder
entspannen und den Kopf
heben. Nicht ruckartig, die
Betonung liegt auf dem
Hängenlassen des Kopfes!

5

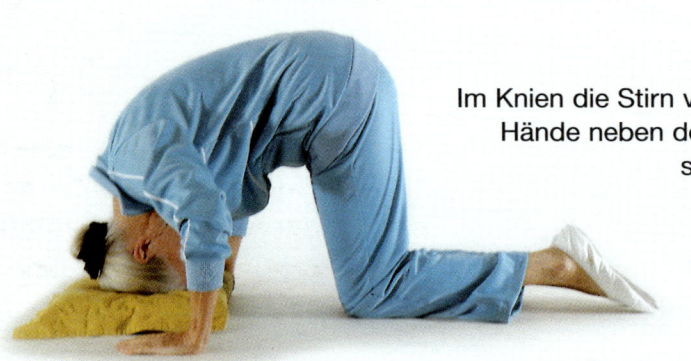

Im Knien die Stirn vorn auf ein Kissen legen, die Hände neben dem Kissen auf den Boden stützen, Becken heben.

Übungsablauf:
Das Körpergewicht vermehrt in Richtung Kopf verlagern, auf der Stirn über den Haaransatz hinaus vorrollen, ein Ziehen im Nacken spüren. Langsam wieder zurückrollen.
Nach 4-mal Rollen pausieren, Kopf heben, dann wiederholen.

6

Rückenlage, die Beine angewinkelt stehen lassen, die Hände an den Hinterkopf legen.

Übungsablauf:
Die Ellbogen vordrücken, dadurch den Kopf etwas heben, auch die Bauchmuskeln dadurch »anspannen«, ausatmen. Langsam wieder zum Liegen kommen. Ellbogen zum Boden drücken, einatmen.
Ein paarmal wiederholen. Man kann dieses Vordrücken des Kopfes auch auf einem Stuhl sitzend machen, also die Stirn auf die Oberschenkel senken.

Massage-Tricks zur Selbsthilfe

Wie nützlich ist es doch, wenn man hin und wieder mit ein paar einfachen Massagegriffen schmerzende Verkrampfungen lösen und den Fettansatz verhindern könnte.

Diese Teilmassage wird eine Ganzkörpermassage durch geschulte Hände nie ersetzen können und dennoch ist es von Vorteil, wenn man sich selbst schnell helfen kann.

Wichtig ist, dass immer nur ein entspannter Muskel bearbeitet wird, das heißt, dass zum Beispiel eine Massage der Bauchmuskeln am besten in Rückenlage mit angewinkelten Beinen gelingt. Außerdem darf bei allen Knetgriffen nicht nur oberflächlich gekniffen werden, sondern man muss tief greifend zupacken.

Nur so kann die Durchblutung des Muskels erreicht werden, nur so bekommt man die ganze Partie »in den Griff«. Außerdem sollte man sowohl die Hände als auch die zu bearbeitende Partie mit einem ausgezeichneten Massageöl gleitfähig machen.

Bevor hier ein paar grundlegende Knetgriffe vorgestellt werden, soll auf die einfachste Art der Durchblutungsmassage hingewiesen werden, auf die Streichmassage mit der Bürste!

Zur kalten Jahreszeit sorgt sie für Erwärmung des ganzen Körpers, bei Müdigkeit für Anregung und am frühen Morgen nach dem Aufstehen für eine bessere Durchblutung der Haut. Sie bleibt dank dieser Anregung elastisch, Schuppen werden weggebürstet, die junge Haut kann besser atmen – viele Gründe diese Vorzüge recht oft zu nutzen.

Man nehme eine mittelharte, nicht zu weiche, aber trockene Bürste und streiche unter leichtem Druck zuerst am rechten, dann am linken Bein aufwärts in Richtung Herz, über die Hüft- und Bauchpartie beschreibt man Kreise. So gut man's selber kann, wird auch über den Rücken »gekreist«, abschließend kommen die Arme an die Reihe.

Bereits die Ägypter, Griechen und Römer würdigten und genossen die Vorzüge ausgezeichneter Massage. Auch heute ist Massage aus unserer Gesundheits- und Körperpflege nicht mehr wegzudenken. Nutzen Sie also diese kleinen Massagetricks zur Selbsthilfe. Und so wird's gemacht!

1

Oberschenkel

Den entspannten Muskel zuerst rundherum tüchtig
abklopfen, also die Durchblutung oberflächlich anregen,
dann tief greifend durchkneten, die Muskeln zwischen
Daumen und die übrigen Finger nehmen,
an den Außenseiten bis zur Sitzfläche
herauf bearbeiten!

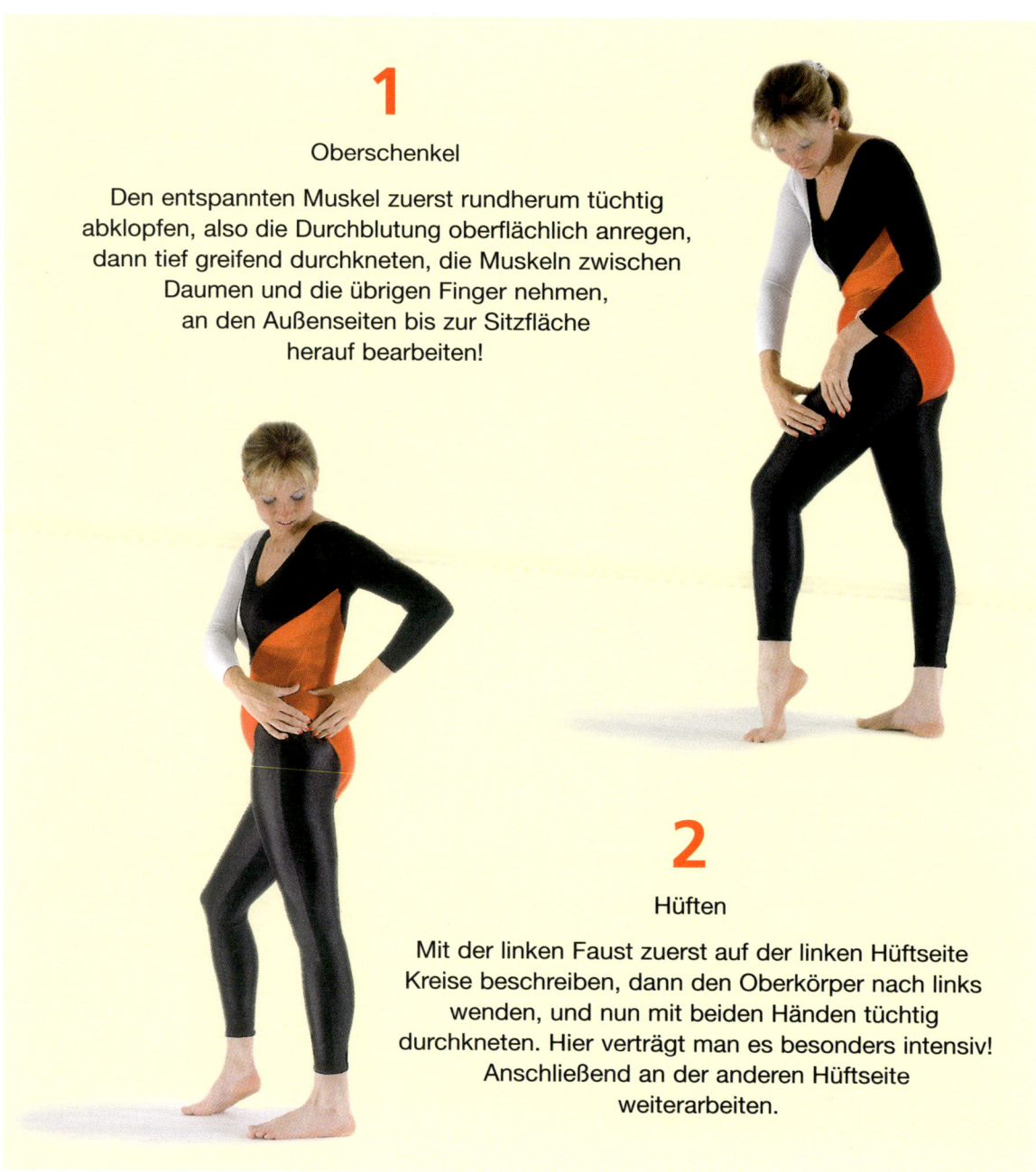

2

Hüften

Mit der linken Faust zuerst auf der linken Hüftseite
Kreise beschreiben, dann den Oberkörper nach links
wenden, und nun mit beiden Händen tüchtig
durchkneten. Hier verträgt man es besonders intensiv!
Anschließend an der anderen Hüftseite
weiterarbeiten.

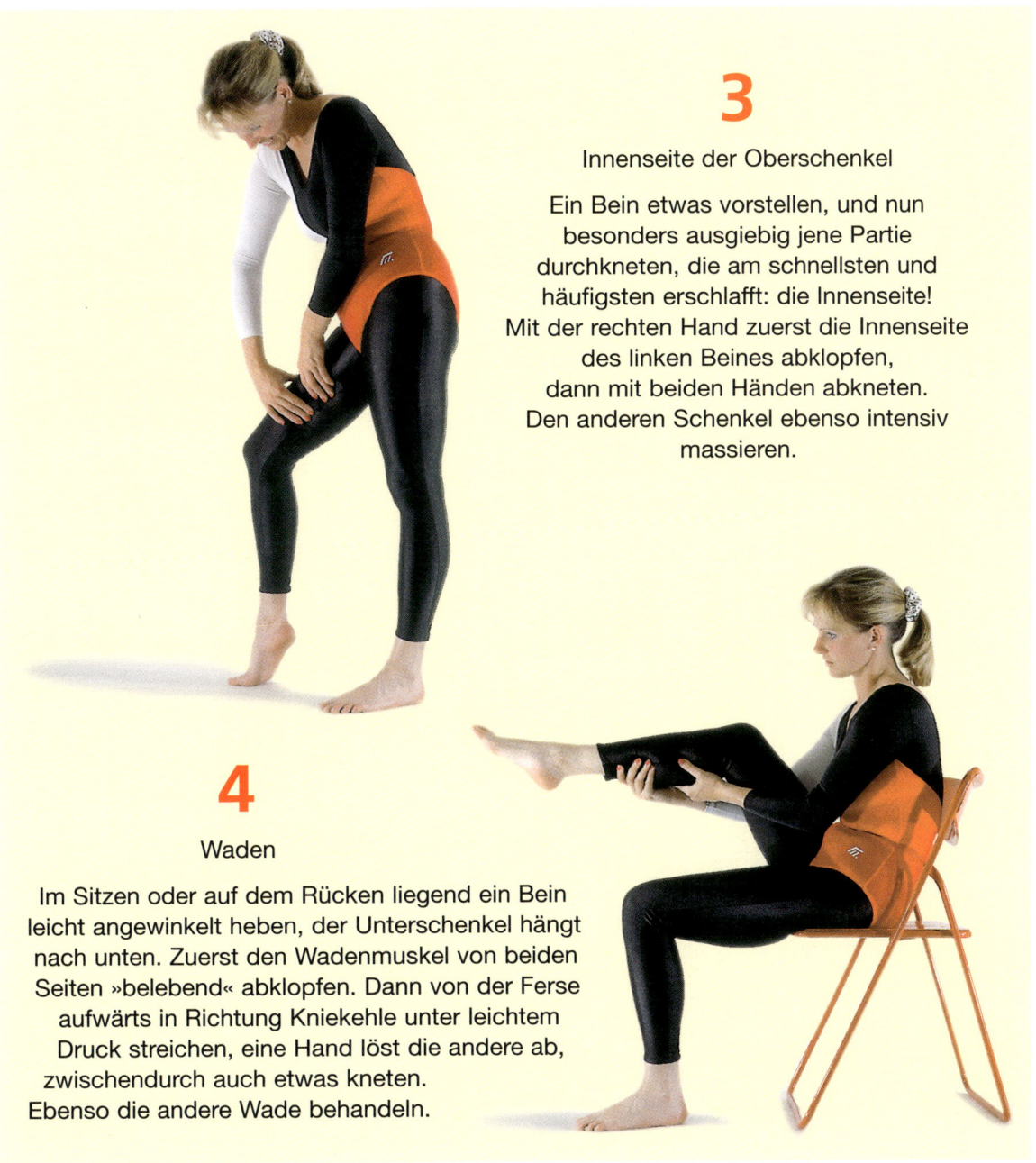

3

Innenseite der Oberschenkel

Ein Bein etwas vorstellen, und nun besonders ausgiebig jene Partie durchkneten, die am schnellsten und häufigsten erschlafft: die Innenseite! Mit der rechten Hand zuerst die Innenseite des linken Beines abklopfen, dann mit beiden Händen abkneten. Den anderen Schenkel ebenso intensiv massieren.

4

Waden

Im Sitzen oder auf dem Rücken liegend ein Bein leicht angewinkelt heben, der Unterschenkel hängt nach unten. Zuerst den Wadenmuskel von beiden Seiten »belebend« abklopfen. Dann von der Ferse aufwärts in Richtung Kniekehle unter leichtem Druck streichen, eine Hand löst die andere ab, zwischendurch auch etwas kneten. Ebenso die andere Wade behandeln.

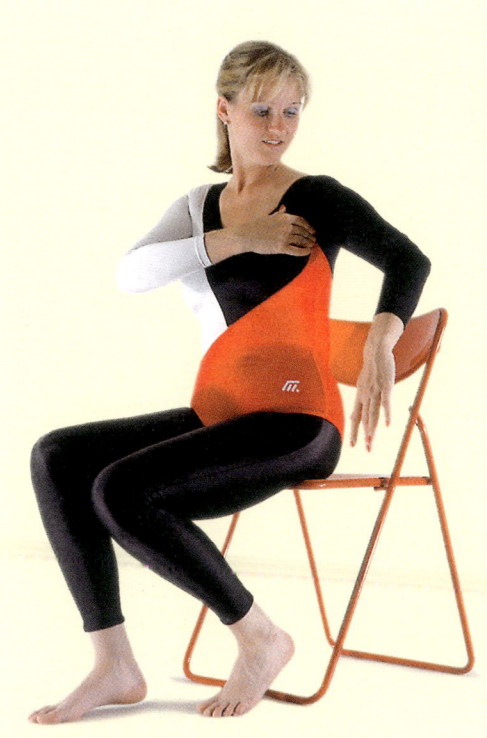

5

Brustmuskel

Nicht die Brust, sondern jener Muskel wird
massiert, der von der Brust zur Achselbeuge
hochführt – der tragende Muskel.
Linken Arm leicht angewinkelt seitlich
hochhalten und nun mit der rechten Hand
tief greifend kneten.
Ungefähr 10-mal, dann wechseln.

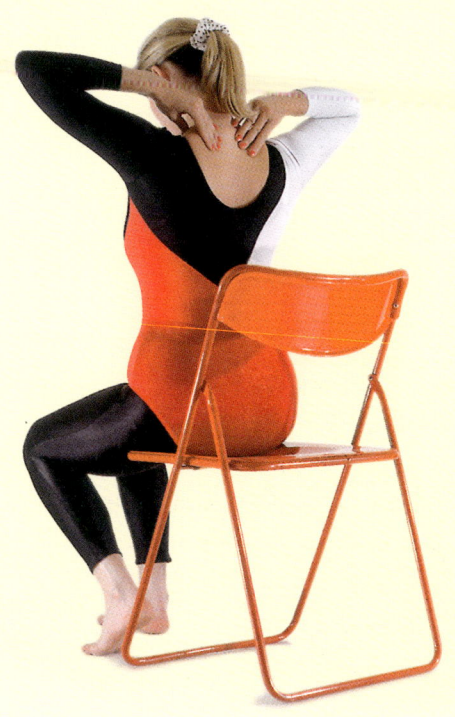

6

Nacken

Im Sitzen den Kopf vorhängen lassen, die Hände
an beiden Seiten des Halses so anlegen, dass
die Daumen nach vor, die übrigen Finger in
Richtung Rücken zeigen. Und nun die Muskeln
unter Druck zum Nacken hoch kneten, dadurch
die Durchblutung anregen und die Fettpolster
abbauen. Auch während der Arbeitszeit
zwischendurch kann man diese Massage
nutzen!

Wasser ist nicht nur zum Schwimmen da

Man muss nicht bis zur Sommerzeit – Badezeit – warten, um Gymnastik im Wasser zu machen.
Überall gibt es bereits Hallenbäder, so dass man gern und zum eigenen Vorteil ein paar die Muskeln straffende Übungen durchführen wird.

Bedenken Sie die Vorteile!

Der Wasserwiderstand lässt die Muskeln und Gelenke noch mehr arbeiten, Fettabbau und Straffung gehen Hand in Hand.

Die Massagewirkung des Wassers intensiviert die Bewegung, die Durchblutung wird angeregt.

Auch Nichtschwimmer werden mit Begeisterung mitmachen, auf diese Weise sogar die Wasserscheu verlieren und noch schwimmen lernen.

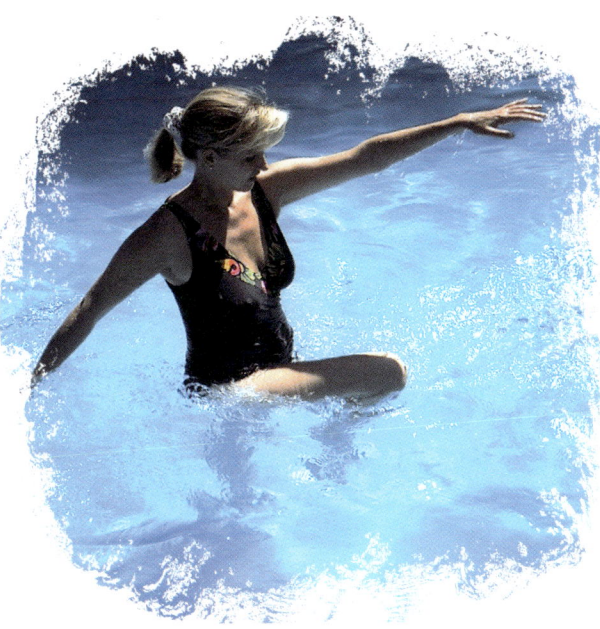

Die Tragfähigkeit, der Auftrieb, des Wassers entlastet die Gelenke, man wiegt nur die Hälfte des Körpergewichts.

Kein Wunder, dass Gymnastik im Wasser zum fixen Bestandteil in jedem Kur- und Therapieprogramm zählt.

Hier soll empfohlen werden, wie man den Problemzonen Oberschenkel, Bauch und Po mit wirksamer Wasser-Gymnastik begegnen kann.

Wichtig ist: Die Wassertemperatur soll ca. 27 Grad Celsius und etwas mehr haben, damit man längere Zeit üben kann.

Die Wassertiefe ist bis ungefähr Bauchhöhe ideal.
Ein zu warmes Nass würde den Kreislauf belasten, zu kühles die Bewegungsfreude und Ausdauer hemmen.

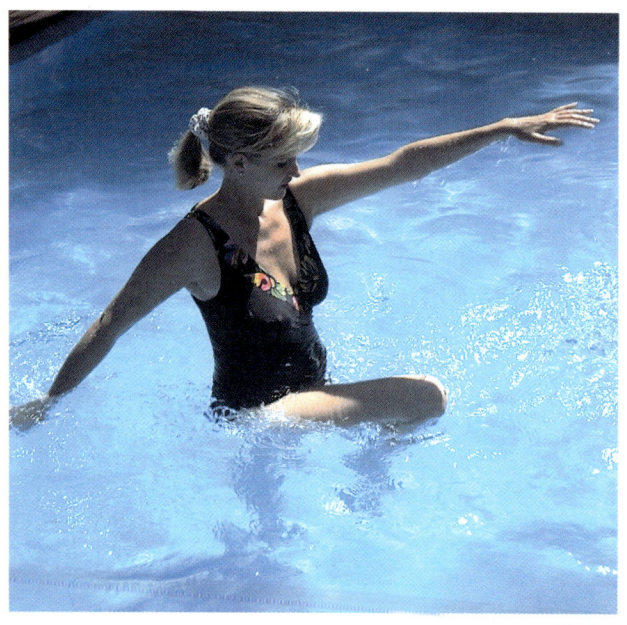

1

Oberschenkel – Kniegelenke – Hüftmuskulatur

Das Wasser soll zumindest hüfttief sein, damit die Beine den Widerstand überwinden müssen.

Übungsablauf:
Auf der Stelle gehen, die Oberschenkel über die Wasseroberfläche bringen, die Arme pendeln im Gegenschwung mit. Mindestens 20 Schritte machen, kurz pausieren, dann weiterüben. Man kann dabei auch vorwärts gehen, bewusst ausatmen.

2

Rückenmuskeln – »oben herum« – Tiefatmung

Schrittstellung, einen Fuß etwas vorstellen, die Arme anfangs hochheben.

Übungsablauf:
Oberkörper vorneigen, die gestreckten Arme vorn eintauchen und kräftig nach hinten durchziehen, ausatmen. Wieder zur Körperstreckung aufrichten, einatmen. Beim Nach-hinten-Ziehen drücken die Handflächen gegen den Wasserwiderstand.

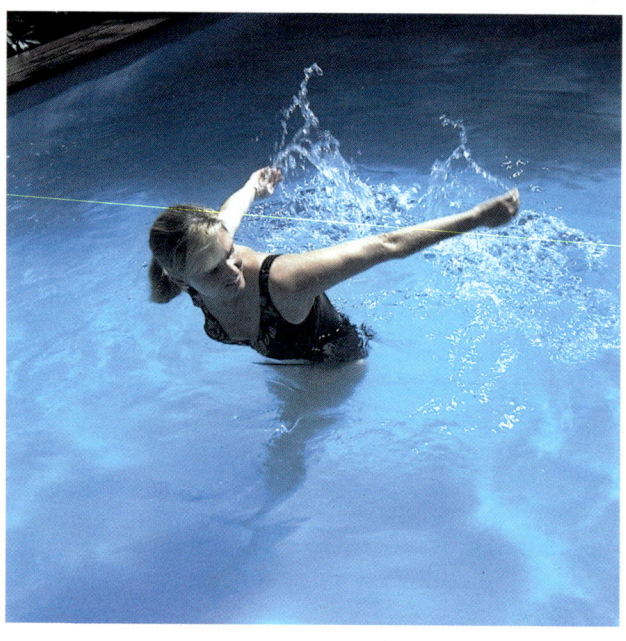

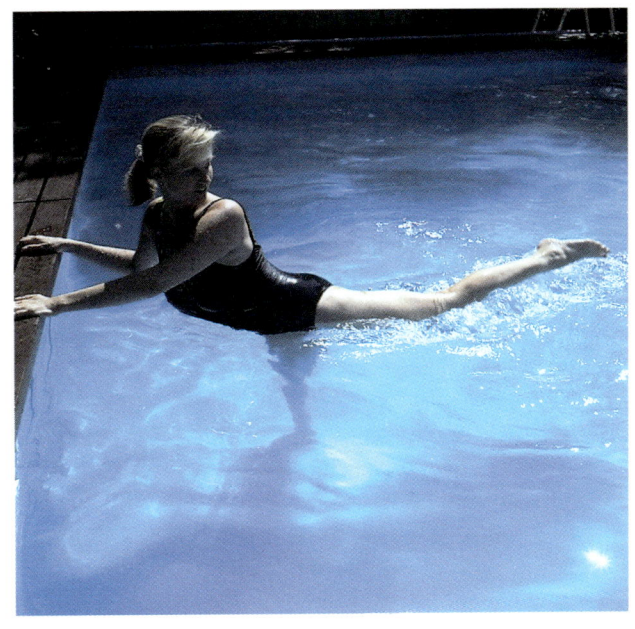

3

Hüftstreckung – Sitzmuskeln – Beine

Mit beiden Händen am Beckenrand stützen, der Oberkörper soll annähernd waagrecht sein, also Abstand vom Rand.

Übungsablauf:
Ein Bein langsam (!) und gestreckt hinten heben, über die Wasseroberfläche bringen wollen, ausatmen. Dann gegen den Wasserwiderstand wieder zum anderen stellen, einatmen. Je Bein 10-mal wiederholen, Bein- und Hüftmuskeln arbeiten lassen.

4

»Kreuz«-Entspannung – Oberschenkel-Dehnung

Beide Hände halten am Beckenrand fest, einen Fuß möglichst hoch an die Wand stemmen, Rücken ist noch gerade.

Übungsablauf:
Das hochgestemmte Bein langsam strecken wollen, dabei elastisch im Kreuzbereich nach hinten ausweichen, Kopf vorsenken, ausatmen, 3 Sekunden verharren. Langsam wieder aufrichten, einatmen. Je Bein 6- bis 8-mal wiederholen.

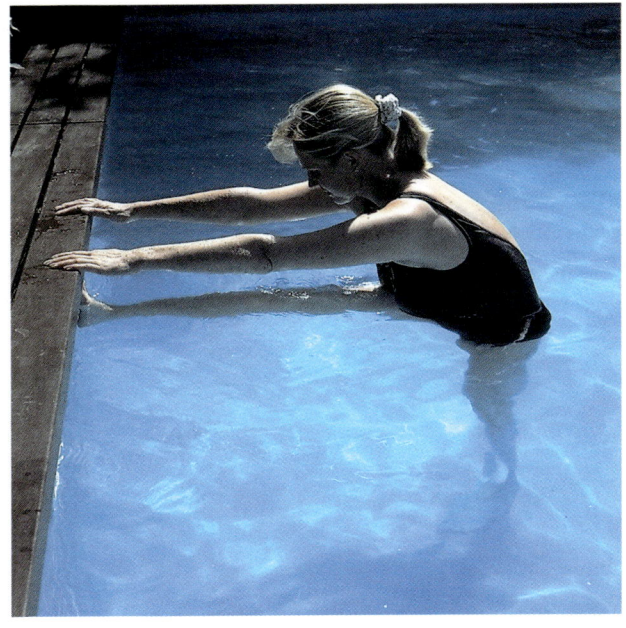

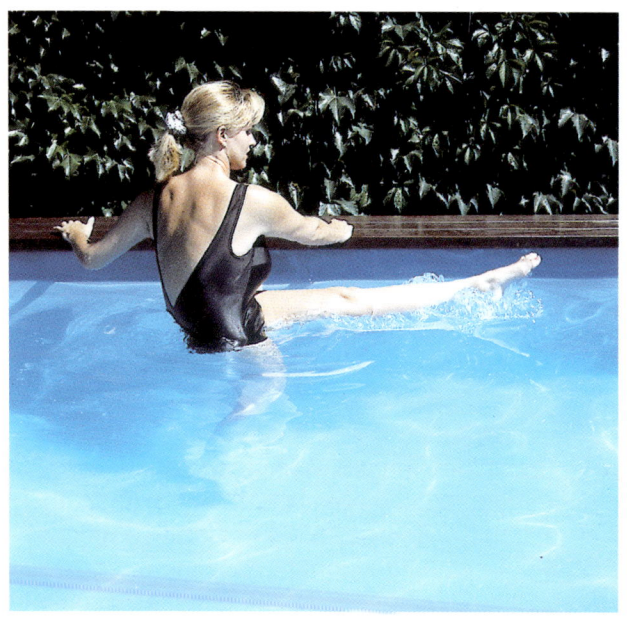

5

Taille – Hüftpartie – Oberschenkel

Knapp am Beckenrand stehen, die Hände bleiben aufgestützt, die Beine sind gestreckt, aufrechte Körperhaltung.

Übungsablauf:
Das linke Bein mit einer Rechtswendung des Beckens nach rechts schwingen, aus dem Wasser heben wollen, ausatmen. Langsam wieder zurück in die Anfangsstellung, einatmen.
Je Bein 4-mal wiederholen, dann abwechselnd 10-mal weiterüben.

6

Bauchmuskeln – Oberschenkel – Kniegelenke

Rücklings am Beckenrand hängen, die Unterarme auflegen, die Beine heben, vom »Auftrieb« hochtragen lassen.

Übungsablauf:
Gegen den Wasserwiderstand »Rad fahren«, also die Beine abwechselnd strecken und anwinkeln, dabei nach 4 Strampelbewegungen ausatmen. Je höher die Beine zur Oberfläche kommen, umso geringer wird der Widerstand, daher auch unter Wasser treten. Nach 20-mal Treten pausieren, nochmals starten.

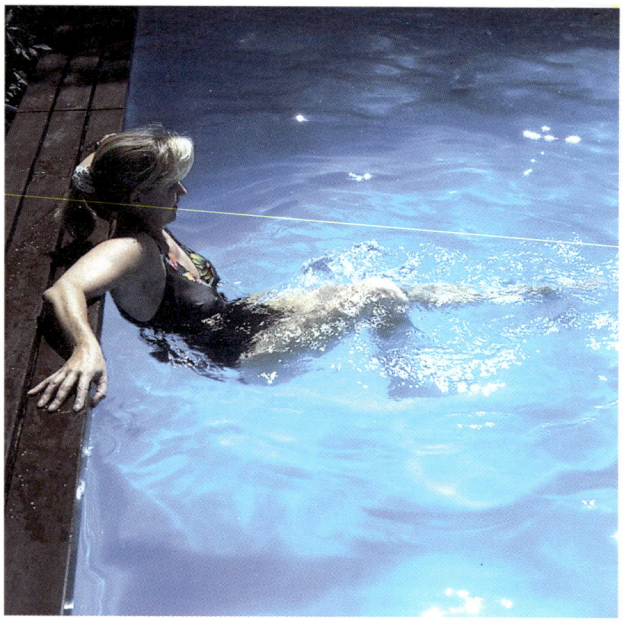

Gymnastik – Spaß im Freien

Hier ist die ideale Gelegenheit, um Sauerstoff zu tanken und den Kreislauf anzuregen! Wo immer sich eine Möglichkeit bietet, sollte man für ausreichend Bewegung an frischer Luft sorgen.

Man braucht nicht bis zum Wochenende oder bis zum nächsten Ausflug zu warten, auch der hauseigene Garten bietet sich an oder eine Wiese in Wohnnähe. Die Hauptsache ist doch, man hat ausreichend Bewegungsfreiheit und kein Regenwetter.

Frühmorgens, wenn es noch kühl ist, wirkt die »Aufbruchstimmung« in der Natur ansteckend und man kann es kaum erwarten, mit der Arbeit an der eigenen Gesundheit zu beginnen. Und diese Gelegenheit darf nicht ungenutzt bleiben!

In dem Kapitel »Atmen Sie richtig?« wurde bereits auf die Bedeutung der Atmung, mehr Energie und Ausdauer zu gewinnen, hingewiesen. Um wie vieles größer und intensiver ist dieser Gewinn durch das Üben im Freien! Man wird sich nicht gern ins Gras legen oder setzen, daher

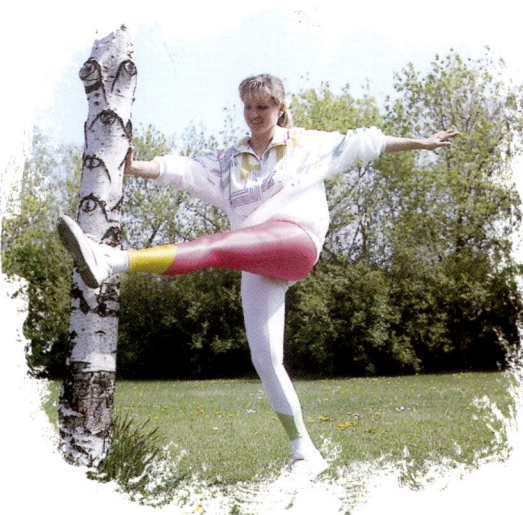

bevorzugen wir Bewegung im Stehen, die zum weiteren Schwerpunkt dieses Kapitels führt – zur Anregung des Kreislaufs!

Der Werberuf: »Tun Sie etwas für Ihr Herz, bevor Ihr Herz nichts mehr für Sie tut« trifft ins Schwarze. Er rüttelt am Bewusstsein, dass man zum Großteil selbst verantwortlich ist, wenn es um die Belastbarkeit des Herz-Kreislauf-Systems geht. Es liegt somit in Ihrer Hand, den Motor Herz auf lange Sicht in Schwung zu halten mit vernünftigem Körpertraining, das nicht überfordert, aber doch im Rahmen des Möglichen fordert.

An erster Stelle stehen hier Ausdauerübungen, die man nicht mit höchstem Krafteinsatz, sondern mit Schwung und intensiver Atmung ausführt. Und wo könnte dies besser gelingen als im Freien?

Man erlebt das befreiende Gefühl des Sichbewegens in der Natur, wie es zum Beispiel ein Waldlauf bietet. Doch gewinnt man dazu noch Beweglichkeit, tut viel für die Taille – und für die Lebensfreude!

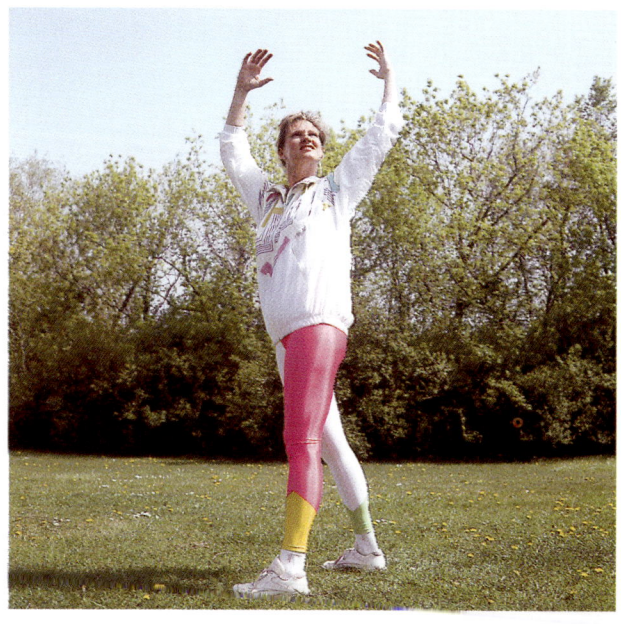

1

Beine breitstellen, den Oberkörper tief hängen lassen, die Knie geben nach, steife Beine beleidigen Ihren Rücken!

Übungsablauf:
Oberkörper schwungvoll heben, eine Linkswendung ausführen, Arme in die Höhe strecken, einatmen. Dann wieder zur Entspannung vorneigen, Arme zwischen die Beine, ausatmen. 20-mal wiederholen, jedesmal die Drehrichtung des Körpers wechseln.

2

Füße zusammen, die Arme hochstrecken, Rücken »aufbauen«, tief einatmen.

Übungsablauf:
Den Oberkörper vorneigen und zugleich die Arme an den Beinen vorbei weit nach hinten schwingen, in eine Bewegungsrichtung schauen, Knie locker lassen, ausatmen. Wieder aufrichten und strecken, einatmen. 20-mal wiederholen, intensiv atmen.

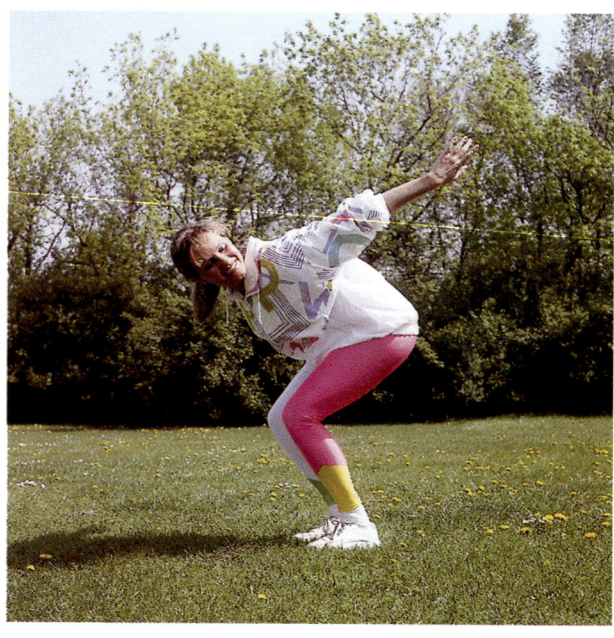

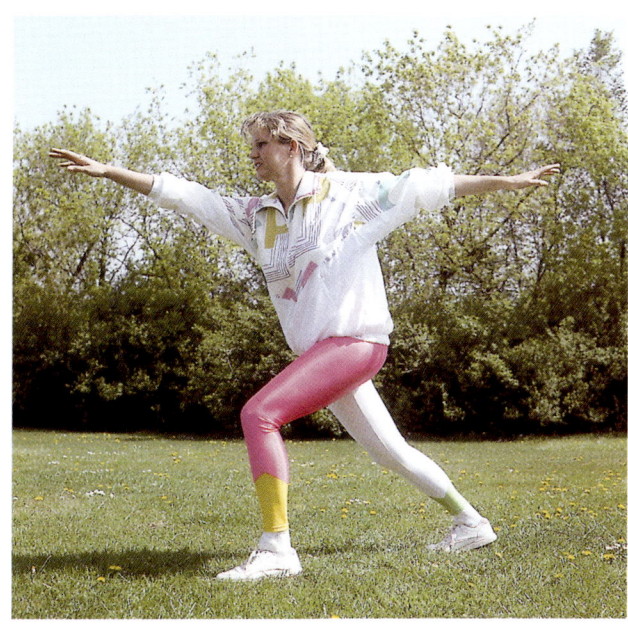

3

Große Schrittstellung, linkes Bein vor, die Arme vorerst einfach hängen lassen.

Übungsablauf:
Die Arme im Pendelschwung – rechten vor, linken zurück – und umgekehrt neben dem Körper durchschwingen, beim Fallenlassen der Arme betont im Knie nachgeben.
10-mal, denn Beinstellung wechseln.
Geübte können dazu noch fortlaufend – 20-mal – auf der Stelle umspringen!
Bewusst und regelmäßig ausatmen.

4

Große Grätschstellung, Arme in Schulterhöhe zur Seite halten, Gewicht auf beiden Beinen gleich verteilen.

Übungsablauf:
Vorneigen und mit der rechten Hand den linken Fuß, dann sofort mit der linken Hand den rechten Fuß berühren.
Dabei das Gewicht verlagern, ausatmen.
Wieder aufrichten und einatmen. Immer weiter ausholen wollen, den »freien« Arm nach hinten schleudern

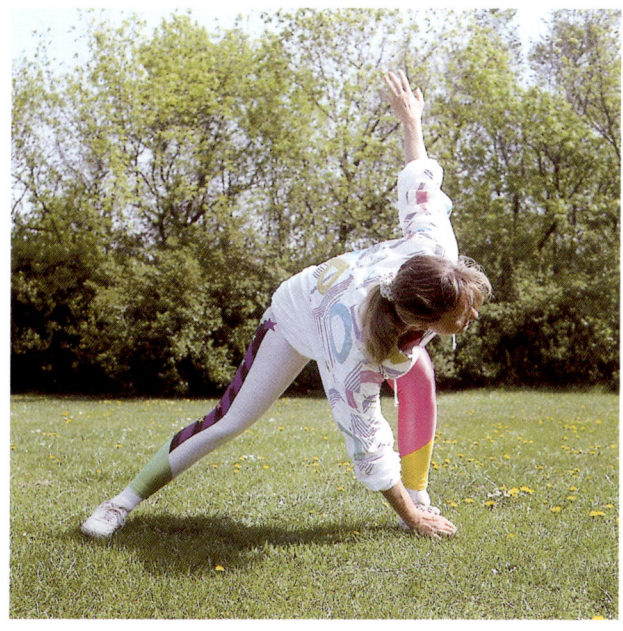

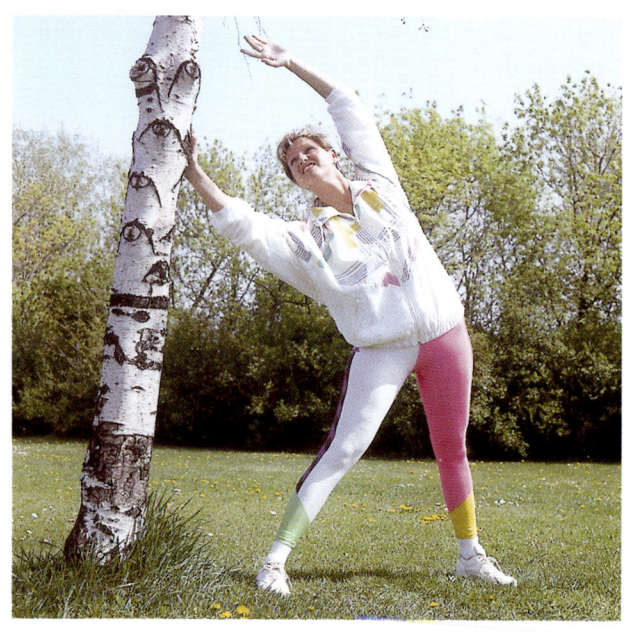

5

Ungefähr einen Meter Abstand zum Baumstamm, Beine breit, die rechte Hand an den Stamm stützen.

Übungsablauf:
Den linken Arm über den Kopf in Richtung Stamm, also nach rechts schwingen, rechts neigen, ausatmen. Dann wieder zurück und die Hand zum Oberschenkel senken. 20-mal wiederholen, immer beim Seitneigen ausatmen.
Dann umdrehen, weiterüben.

6

Mit der rechten Hand an den Stamm stützen, den anderen Arm locker zur Seite halten.

Übungsablauf:
Das linke Bein mit viel Schwung vor und zurück pendeln lassen, leicht beginnen, dann immer höher bringen wollen. Beim Vorschwung des Beines ausatmen. Gut 20-mal durchschwingen, dann die Seite wechseln, mit dem linken ebenso intensiv pendeln.

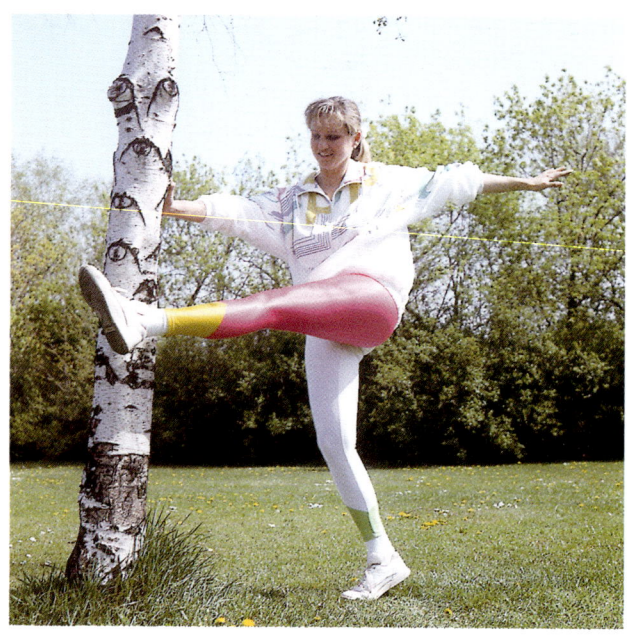

Ideale Sportarten

Können bestimmte Sportarten Ihre Figur korrigieren, Muskeln straffen und festigen?

Um Erfolg und Spaß am sportlichen Tun zu finden, braucht man auf alle Fälle ausreichend Kondition, das heißt Vorbereitung auf die folgende Beanspruchung. Kein Spitzensportler verzichtet daher auf ein ganz für ihn zugeschnittenes Training, denn Technik und Taktik allein machen noch nicht den Erfolg aus. Letztendlich müssen Ausdauer, Reaktionsvermögen, Kraft und Elastizität der Muskeln, Bänder und Gelenke voll zum Einsatz kommen.

Außerdem lernt jeder erfolgreiche Sportler, seine Kräfte nicht zu vergeuden, die Atemtechnik zu nutzen und sogar die Schwächen seines sportlichen Gegners rasch zu erkennen, um daraus einen Vorteil zu gewinnen.

Wie korrigiert Sport die Figur, worauf kommt's an?

Schwimmen

Verlangt nach ausgezeichneter Atemtechnik, nach der Koordination von Arm- und Beinbewegungen. Wie bereits bekannt, erfolgt stets beim Krafteinsatz der Muskulatur die Ausatmung! Das heißt beim Brustschwimmen: Ausatmen, wenn die Beine energisch geschlossen werden und die Arme vorschnellen.

Worauf kommt's an?

Speziell die Bein- und Armmuskeln, aber auch Rücken- und »Sitzmuskeln« kommen zum Einsatz.

Rad fahren

Erfreut sich von Jahr zu Jahr größerer Beliebtheit. Man schätzt flottes Vorwärtskommen abseits des Autoverkehrs, kann seine Kräfte je nach Wunsch und Intensität variieren, lieber ausdauernd auf ebener Strecke radeln oder Steigungen und Widerstand suchen.

Worauf kommt's an?

Einsatzfreudige Beinmuskeln, auch die Bauchmuskeln werden gefordert.

Laufen, speziell Waldlaufen

Ganz ohne Ausdauer und Kraft in den Beinen geht's nicht. Auch die Atmung spielt bei diesem Ausdauersport eine große Rolle. Auf gute Schuhe und Gelenke schonende Lauftechnik Wert legen und harte Böden meiden.

Worauf kommt's an?

Elastische Bein- und Hüftgelenke, Kraft in Oberschenkeln und am Po.

Walking

Energisches Vorwärtsgehen mit Einsatz nicht nur der Beine, sondern auch der Schwungkraft in Oberkörper und Armen.

Müssen die Beingelenke eher schonend im Sport eingesetzt werden, ist dieses zügige, weit ausgreifende Gehen ideal.

Worauf kommt's an?

Schnellkraft in Bein- und Hüftgelenken, entspannte Schulterpartie zum Einsatz des Armschwungs.

Tennis und Squash

Ohne Reaktionsfähigkeit und raschen Körpereinsatz gibt es am laufenden Band Fehlschläge, man verliert die Freude am Spiel und den willigen Sportpartner.

Der Figur zuliebe ist es sicher von Vorteil, auch in diesem Sport eher auf Ausdauer Wert zu legen, als innerhalb kürzester Zeit zu siegen. Jeder vernünftige Tennisspieler wird sich ohnehin vor jedem Match eine Weile »einschlagen«.

Worauf kommt' s an?

Alle Muskeln im Bereich Beine, Schultern, Arme kommen in Aktion, Wendigkeit um die Taille ist gefragt.

Reiten

Ohne straffe Oberschenkel, sprich Knieschluss und Spannung in der Sitzfläche, hat man wenig Chance, hoch zu Ross zu bleiben. Das liebe Tier spürt sofort, wie es mit der Körperbeherrschung des Reiterleins bestellt ist. Elastizität im »Kreuz« und Haltung sind Voraussetzung für diesen wunderbaren Sport.

Worauf kommt's an?

Allgemeine Körperbeherrschung, Oberschenkel- und Sitzmuskeln sind ständig im Einsatz.

Golf

Man braucht heute nicht mehr einem Golfclub anzugehören, um es damit zu versuchen, denn da und dort gibt es bereits Anlagen zum Kennenlernen.

Dieser Sport verlangt vor allem Ausdauer und Konzentrationsfähigkeit, Schwungkraft in Armen und Schultern.

Worauf kommt's an?

Wer durch Gymnastik vorbereitet die Drehkraft um die Taille übte und Ausdauer in den Beinen besitzt, wird auch bei längerem Spiel nicht an Einsatzfähigkeit verlieren.

Schilanglauf und Schiwandern

Wintersport im Allgemeinen wird immer mehr zum Urlaubsgenuss.

Kein Genuss jedoch ohne Kondition, in diesem Falle besonders der Bein- und Hüftmuskulatur, der Arme und Schultern zum Stockeinsatz. Schließlich möchte man längere Strecken laufend oder wandernd zurücklegen oder immer wieder herrliche Abfahrten erleben, ohne aus Konditionsmangel zu zittern.

Worauf kommt's an?

Außer der bereits erwähnten Muskelkraft braucht es Ausdauer und die Fähigkeit zu rhythmisch-eleganten Bewegungsabläufen, Bewegungssicherheit und die richtige Selbsteinschätzung.

Tanzsport

Hier geht's nicht um ein hin und wieder geselliges Auf-der-Stelle-treten, sondern um tatsächlichen Leistungssport.

Es braucht eine ganze Menge an Ausdauer, Beinarbeit und Wendigsein, um ein sportliches Ziel zu erreichen, damit aus dem beschwingten Miteinander kein Gegeneinander wird.

Worauf kommt's an?

Alle Muskeln des Körpers, besonders die Beine sind voll im Einsatz. Dazu kommen Körperbeherrschung und Reaktionsfähigkeit, denn ohne straffe Figur tanzt man auf verlorenem Posten.

Es sollte nur auf die gängigsten Sportarten hingewiesen werden und auf deren Vorteile zur Verbesserung Ihrer Figur. Und noch einmal! Es gibt keinen Erfolg, keine Freude im Freizeitsport ohne Kondition und ohne vorher gezielt vernünftige Gymnastik zu machen.

Sie werden vom Start weg, von Anfang an um Klassen besser sein, die Verletzungsgefahr ist bedeutend geringer und sogar auszuschließen, wenn der Körper auf diese Beanspruchung vorbereitet wurde.

Schon allein deshalb lohnt es sich, rechtzeitig durch Gymnastik an Kondition zu gewinnen.

Übungen für die Beine zum Beispiel kommen Ihnen bei allen Sportarten zugute, trainieren Sie die Pomuskeln, wird es beim Schwimmen und Reiten von Vorteil sein usw.

Zum guten Schluss

Eine Fülle von Gymnastik-Anregungen werden in diesem Buch geboten, jede Problemzone wird »unter die Lupe genommen«. Wie man's richtig und daher zielführend macht, worauf es ankommt und was zu beachten ist, konnten Sie erfahren. Und mit Sicherheit stellten Sie während des Übens fest, dass nur ein Zusammenwirken bestimmter Muskelgruppen zum optimalen Erfolg führt.

So treten zum Beispiel beim Festigen und bei der Aktivierung der Sitzmuskeln automatisch auch die Bauchmuskeln in Funktion, um das Beste zu gewinnen. Und beim Beintraining werden selbstverständlich auch die Po- und Hüftmuskeln gefordert.

Tut man etwas zur Festigung der Oberkörper- und Armmuskeln, korrigiert man unbewusst auch die Körperhaltung. Und dank intensiver Atmung gewinnt man Bewegungssicherheit und Energie. Kurz: Jede Übung hat sehr wohl eine Schwerpunktwirkung, doch stellt sich zugleich eine willkommene Begleitwirkung ein.

Wie schon eingangs in der Einladung zum Mitmachen erwähnt, ja betont, braucht es zum Erfolg Ihre Konsequenz, Ihren Willen und vor allem auch Ihre Freude am Sichbewegen und Ihr Körpergefühl.

In diesem Fall schließe ich gern mit den Aussagen großer und gescheiter Persönlichkeiten:

Will man ein Ziel erreichen, muss man auch den Weg wollen.

Man ist nicht nur verantwortlich für das, was man tut, sondern auch für das, was man nicht tut.

Ich bin überzeugt, Sie werden den gewünschten Erfolg finden!

Prof. Hannelore Pilss-Samek

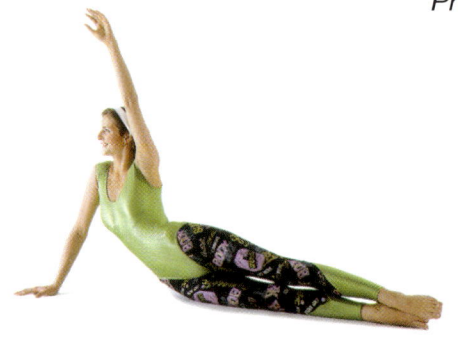